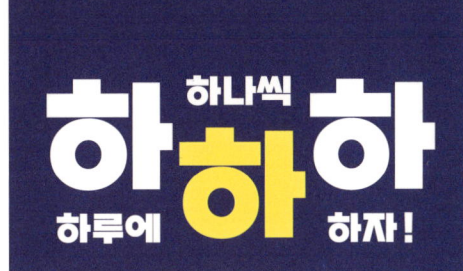

하하하 시리즈 07

시니어를 위한 색칠북
숫자인지편

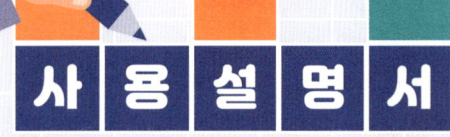

사용설명서

PART 1 동물(숫자 색칠하기)

준비물 색칠도구
도안 구성 따라 해보세요 + 숫자판

숫자판은 가로 x 세로 20 x 20으로 되어 있으며,
숫자 구성은 도안마다 다르고, 세 가지 테마로 되어 있습니다.

◆ 기본적인 숫자 인지를 향상할 수 있게 0~9, 10~19, 20~29, 30~39, 40~49, 50~59, 60~69, 70~79, 80~89, 90~99로 구성하였습니다.

◆ 홀수와 짝수의 개념을 익힐 수 있게 0~10 중 짝수와 홀수로 구성하였습니다.

◆ 배수의 개념을 익힐 수 있게 2의 배수부터 9의 배수까지 구성하였습니다.

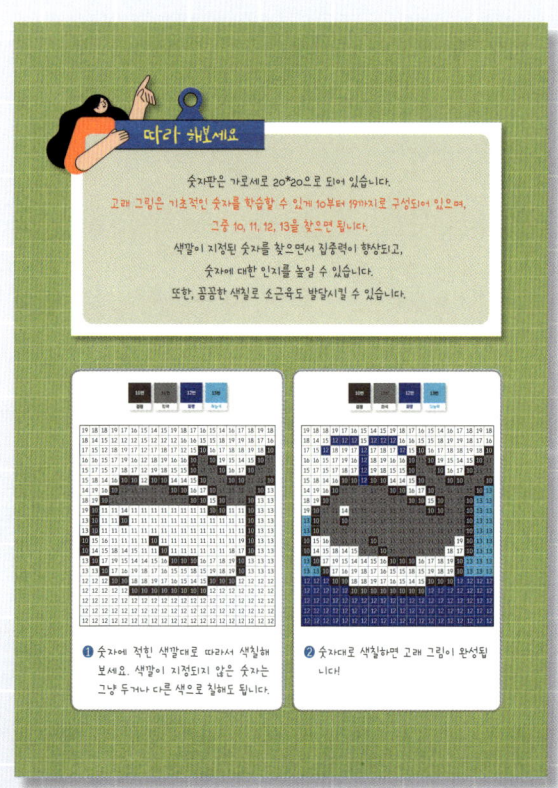

1

[따라 해보세요] 살펴보기

색칠하기에 앞서, [따라 해보세요]를 살펴봅니다. [따라 해보세요]에는 도안이 어떤 숫자로 구성되어 있고, 어떤 숫자를 찾아야 하는지 나와 있습니다. 그리고 도안의 중간과정과 완성본이 나와 있기 때문에 색칠하다가 막히면 완성본을 참고해도 좋습니다.

2

숫자를 생각하면서 색칠하기

숫자판 상단에는 색칠해야 하는 숫자와 색깔이 지정되어 있으며, 확인 후에 해당 색깔의 색칠도구(색연필, 크레파스, 마커 등)를 준비합니다. 단순한 색칠북이 아닌, 숫자 인지 향상을 위한 색칠북이기 때문에 지정된 숫자는 순서대로 색칠하는 것을 권장합니다.

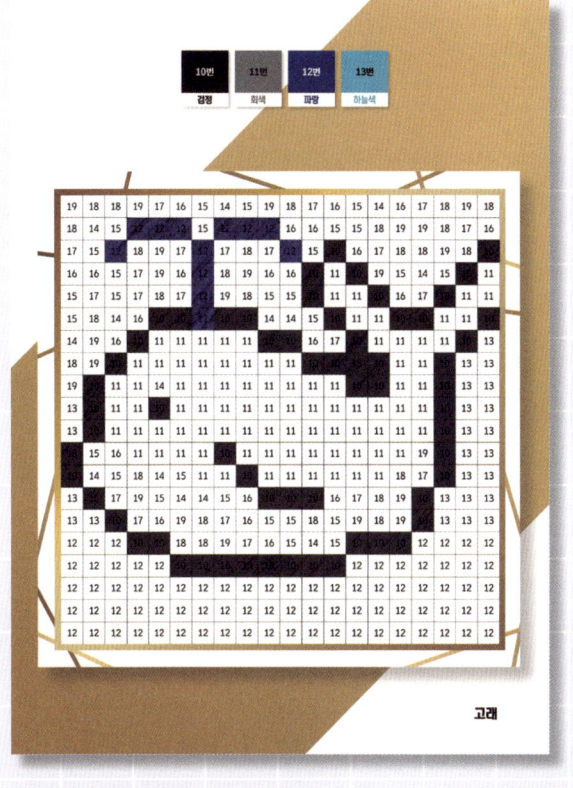

3

그림 완성하기

색깔이 지정된 숫자를 찾으면서 집중력이 향상되고, 숫자에 대한 인지를 높일 수 있습니다. 또한, 꼼꼼한 색칠로 소근육도 발달시킬 수 있습니다. 숫자와 숫자 사이의 연관성(홀수, 짝수, 배수 등)을 생각하면서 색칠하면 어느새 귀여운 동물 그림이 완성됩니다.

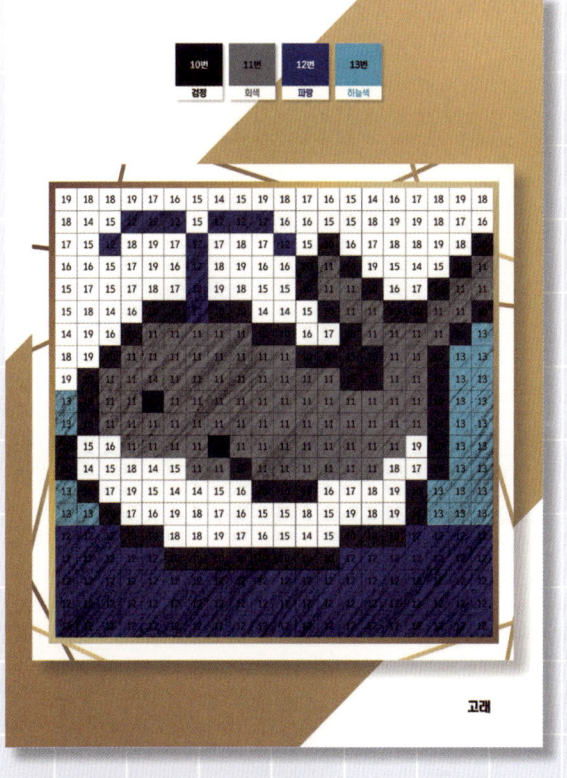

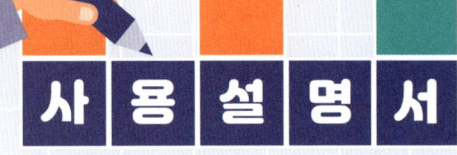

사용설명서

PART 2 식물(숫자십자수)

준비물 가위, 풀
도안 구성 따라 해보세요 + 색종이 + 숫자판

숫자판은 가로 x 세로 20 x 20으로 되어 있으며,
숫자 구성은 도안마다 다르고, 세 가지 테마로 되어 있습니다.

◆ 기본적인 숫자 인지를 향상할 수 있게 0~9, 10~19, 20~29, 30~39, 40~49, 50~59, 60~69, 70~79, 80~89, 90~99로 구성하였습니다.

◆ 홀수와 짝수의 개념을 익힐 수 있게 0~10 중 짝수와 홀수로 구성하였습니다.

◆ 배수의 개념을 익힐 수 있게 2의 배수부터 9의 배수까지 구성하였습니다.

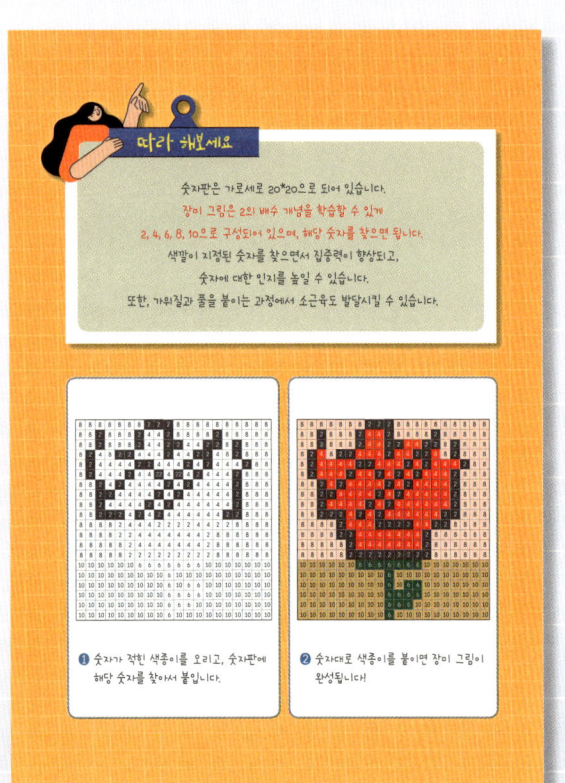

[따라 해보세요] 살펴보기

종이십자수를 하기에 앞서, [따라 해보세요]를 살펴봅니다. [따라 해보세요]에는 도안이 어떤 숫자로 구성되어 있고, 어떤 숫자를 찾아야 하는지 나와 있습니다. 그리고 도안의 중간과정과 완성본이 나와 있기 때문에 종이십자수를 하다가 막히면 완성본을 참고해도 좋습니다.

2

숫자를 생각하면서 붙이기

식물편은 동물편과 다르게, 숫자판 앞에 숫자가 적힌 색종이가 있습니다. 색종이는 숫자대로 구분해서 자르되, 한 칸씩 자를 필요는 없습니다. 도안을 확인하고, 도안에 하나의 숫자가 연달아 있으면 색종이도 그 개수에 맞춰서 잘라 붙이면 됩니다. 단순한 색칠북이 아닌, 숫자 인지 향상을 위한 색칠북이기 때문에 지정된 숫자는 순서대로 붙이는 것을 권장합니다.

3

그림 완성하기

색깔이 지정된 숫자를 찾으면서 집중력이 향상되고, 숫자에 대한 인지를 높일 수 있습니다. 또한, 가위질과 풀을 붙이는 과정에서 소근육도 발달시킬 수 있습니다. 숫자와 숫자 사이의 연관성(홀수, 짝수, 배수 등)을 생각하면서 오리고 붙이면 어느새 싱그러운 식물 그림이 완성됩니다.

목차

PART 1 동물(숫자 색칠하기)

1. 앵무새
2. 고래
3. 강아지
4. 부엉이
5. 다람쥐
6. 고슴도치
7. 너구리
8. 오리
9. 원숭이
10. 사슴(루돌프)
11. 개구리
12. 기린
13. 여우
14. 팬더
15. 돼지
16. 거북이
17. 코끼리
18. 호랑이
19. 토끼
20. 나무늘보
21. 펭귄
22. 고양이

PART 2 식물(숫자십자수)

1. 선인장
2. 무궁화
3. 연꽃
4. 코스모스
5. 나팔꽃
6. 튤립
7. 동백꽃
8. 해바라기
9. 사과나무
10. 야자수
11. 네잎클로버
12. 단풍
13. 장미
14. 카네이션
15. 민들레
16. 방울꽃
17. 팬지
18. 국화
19. 매화
20. 라벤더

색칠북

시니어를 위한
하하하 시리즈 07

숫자인지편

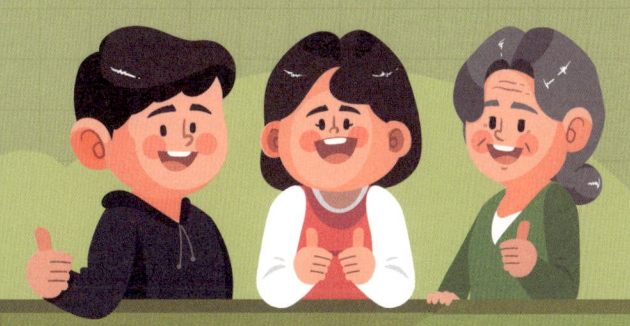

동물

숫자 색칠하기

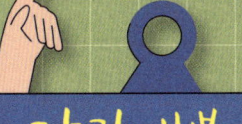

따라 해보세요

숫자판은 가로세로 20*20으로 되어 있습니다.
앵무새 그림은 기초적인 숫자를 학습할 수 있게 0부터 9까지로 구성되어 있으며,
그중 1, 2, 3, 4, 5, 6, 7, 8을 찾으면 됩니다.
색깔이 지정된 숫자를 찾으면서 집중력이 향상되고,
숫자에 대한 인지를 높일 수 있습니다.
또한, 꼼꼼한 색칠로 소근육도 발달시킬 수 있습니다.

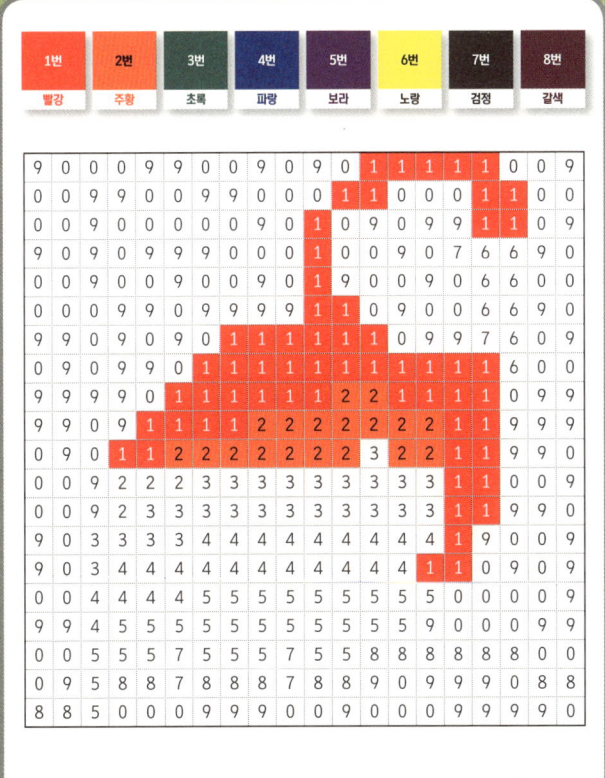

❶ 숫자에 적힌 색깔대로 따라서 색칠해 보세요. 색깔이 지정되지 않은 숫자는 그냥 두거나 다른 색으로 칠해도 됩니다.

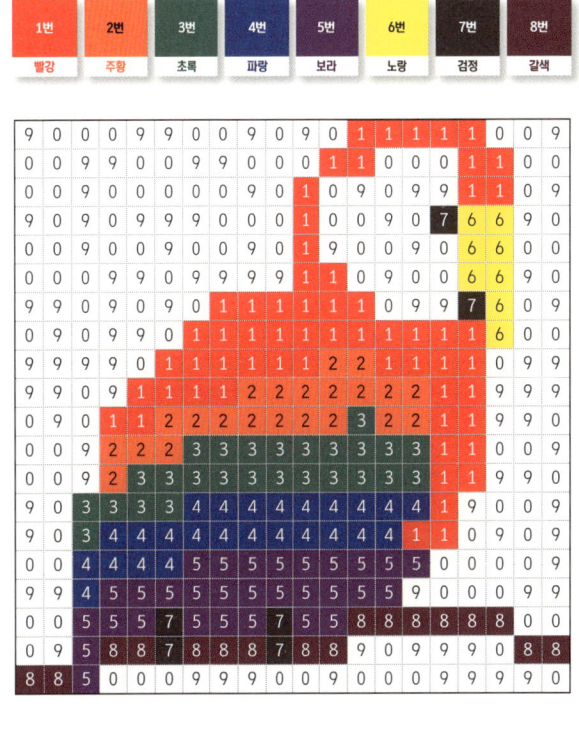

❷ 숫자대로 색칠하면 앵무새 그림이 완성됩니다!

1번	2번	3번	4번	5번	6번	7번	8번
빨강	주황	초록	파랑	보라	노랑	검정	갈색

9	0	0	0	9	9	0	0	9	0	9	0	1	1	1	1	1	0	0	9
0	0	9	9	0	0	9	9	0	0	0	1	1	0	0	0	1	1	0	0
0	0	9	0	0	0	0	9	0	1	0	9	0	9	9	1	1	0	9	
9	0	9	0	9	9	9	0	0	0	1	0	0	9	0	7	6	6	9	0
0	0	9	0	0	9	0	0	9	0	1	9	0	0	9	0	6	6	0	0
0	0	0	9	9	0	9	9	9	9	1	1	0	9	0	0	6	6	9	0
9	9	0	9	0	9	0	1	1	1	1	1	1	0	9	9	7	6	0	9
0	9	0	9	9	0	1	1	1	1	1	1	1	1	1	1	1	6	0	0
9	9	9	9	0	1	1	1	1	1	2	2	1	1	1	1	0	9	9	
9	9	0	9	1	1	1	2	2	2	2	2	2	2	2	1	1	9	9	9
0	9	0	1	1	2	2	2	2	2	2	3	2	2	1	1	9	9	0	
0	0	9	2	2	2	3	3	3	3	3	3	3	3	3	1	1	0	0	9
0	0	9	2	3	3	3	3	3	3	3	3	3	3	3	1	1	9	9	0
9	3	3	3	3	3	4	4	4	4	4	4	4	4	1	9	0	0	9	
9	0	3	4	4	4	4	4	4	4	4	4	4	1	1	0	9	0	9	
0	0	4	4	4	4	5	5	5	5	5	5	5	5	0	0	0	0	9	
9	9	4	5	5	5	5	5	5	5	5	5	5	9	9	0	0	0	9	9
0	0	5	5	5	7	5	5	5	7	5	8	8	8	8	8	0	0		
0	9	5	8	8	7	8	8	8	7	8	8	9	0	9	9	9	0	8	8
8	8	5	0	0	0	9	9	9	0	0	9	0	0	0	9	9	9	9	0

앵무새

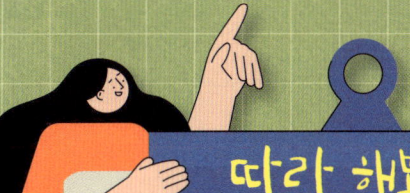

따라 해보세요

숫자판은 가로세로 20*20으로 되어 있습니다.
고래 그림은 기초적인 숫자를 학습할 수 있게 10부터 19까지로 구성되어 있으며,
그중 10, 11, 12, 13을 찾으면 됩니다.
색깔이 지정된 숫자를 찾으면서 집중력이 향상되고,
숫자에 대한 인지를 높일 수 있습니다.
또한, 꼼꼼한 색칠로 소근육도 발달시킬 수 있습니다.

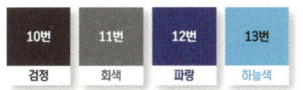

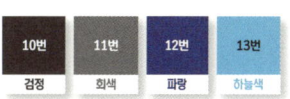

❶ 숫자에 적힌 색깔대로 따라서 색칠해 보세요. 색깔이 지정되지 않은 숫자는 그냥 두거나 다른 색으로 칠해도 됩니다.

❷ 숫자대로 색칠하면 고래 그림이 완성됩니다!

10번	11번	12번	13번
검정	회색	파랑	하늘색

19	18	18	19	17	16	15	14	15	19	18	17	16	15	14	16	17	18	19	18
18	14	15	12	12	12	15	12	12	12	16	16	15	15	18	19	19	18	17	16
17	15	12	18	19	17	12	17	18	17	12	15	10	16	17	18	18	19	18	10
16	16	15	17	19	16	12	18	19	16	16	10	11	10	19	15	14	15	10	11
15	17	15	17	18	17	12	19	18	15	15	10	11	11	10	16	17	10	11	11
15	18	14	16	10	10	12	10	10	14	14	15	10	11	11	10	10	11	11	10
14	19	16	10	11	11	11	11	11	10	10	16	17	10	11	11	11	11	10	13
18	19	10	11	11	11	11	11	11	11	10	10	15	10	11	11	11	10	13	13
19	10	11	11	14	11	11	11	11	11	11	11	10	10	11	11	11	10	13	13
13	10	11	11	10	11	11	11	11	11	11	11	11	11	11	11	11	10	13	13
13	10	11	11	11	11	11	11	11	11	11	11	11	11	11	11	11	10	13	13
10	15	16	11	11	11	11	10	11	11	11	11	11	11	11	11	19	10	13	13
10	14	15	18	14	15	11	11	10	11	11	11	11	11	11	18	17	10	13	13
13	10	17	19	15	14	14	15	16	10	10	10	16	17	18	19	10	13	13	13
13	13	10	17	16	19	18	17	16	15	15	18	15	19	18	19	10	13	13	13
12	12	12	10	10	18	18	19	17	16	15	14	15	10	10	10	12	12	12	12
12	12	12	12	12	10	10	10	10	10	10	10	10	10	12	12	12	12	12	12
12	12	12	12	12	12	12	12	12	12	12	12	12	12	12	12	12	12	12	12
12	12	12	12	12	12	12	12	12	12	12	12	12	12	12	12	12	12	12	12
12	12	12	12	12	12	12	12	12	12	12	12	12	12	12	12	12	12	12	12

고래

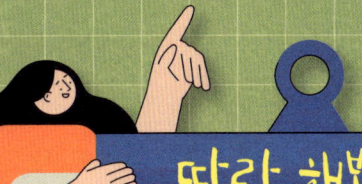

따라 해보세요

숫자판은 가로세로 20*20으로 되어 있습니다.

강아지 그림은 기초적인 숫자를 학습할 수 있게 20부터 29까지로 구성되어 있으며, 그중 20, 21, 22, 23을 찾으면 됩니다.

색깔이 지정된 숫자를 찾으면서 집중력이 향상되고, 숫자에 대한 인지를 높일 수 있습니다.

또한, 꼼꼼한 색칠로 소근육도 발달시킬 수 있습니다.

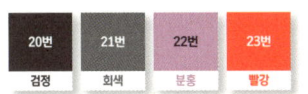

❶ 숫자에 적힌 색깔대로 따라서 색칠해 보세요. 색깔이 지정되지 않은 숫자는 그냥 두거나 다른 색으로 칠해도 됩니다.

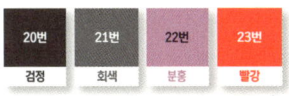

❷ 숫자대로 색칠하면 강아지 그림이 완성됩니다!

26	27	28	29	28	24	25	26	27	28	29	28	28	27	26	25	24	25	26	27
27	25	20	20	20	29	29	27	26	25	25	24	28	27	20	20	20	29	29	28
28	20	28	29	21	20	29	27	26	25	24	25	29	20	21	26	25	20	27	29
20	25	26	27	27	21	20	28	27	26	25	24	20	21	24	27	26	26	20	24
20	24	27	29	25	21	20	20	20	20	20	20	20	21	25	28	27	27	20	26
20	26	28	28	21	20	21	21	21	21	21	21	21	20	21	29	28	28	20	25
20	27	27	21	20	21	21	21	21	21	21	21	21	21	20	21	24	29	20	24
20	21	21	20	21	21	21	21	21	21	21	21	21	21	21	20	21	21	20	26
20	21	20	21	21	27	26	21	21	21	21	21	24	28	21	21	20	21	20	27
28	20	20	21	29	28	27	26	21	21	21	29	26	27	29	21	20	20	29	28
29	28	20	21	21	20	20	21	21	21	21	21	20	20	21	21	20	27	28	29
28	27	20	21	21	20	25	21	21	21	21	21	25	20	21	21	20	27	29	28
29	20	25	22	22	21	21	21	20	20	20	21	21	21	22	22	27	20	28	27
27	20	26	22	22	22	21	21	20	20	20	21	21	22	22	22	26	20	27	26
25	20	27	22	22	22	24	25	24	25	26	27	28	22	22	22	25	20	25	25
26	20	20	28	29	29	25	26	23	23	23	26	29	24	28	27	20	20	25	24
24	26	20	20	26	28	26	27	25	23	27	25	28	25	26	20	20	27	26	25
25	27	25	24	20	27	27	28	29	25	26	24	27	26	20	28	24	26	27	26
26	29	24	28	28	20	28	29	27	26	24	25	26	20	27	28	24	25	28	27
27	28	28	29	29	27	20	20	20	20	20	20	20	26	26	29	29	25	29	28

강아지

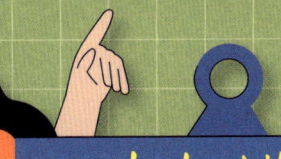

따라 해보세요

숫자판은 가로세로 20*20으로 되어 있습니다.
부엉이 그림은 기초적인 숫자를 학습할 수 있게 30부터 39까지로 구성되어 있으며,
그중 30, 31, 32, 33을 찾으면 됩니다.
색깔이 지정된 숫자를 찾으면서 집중력이 향상되고,
숫자에 대한 인지를 높일 수 있습니다.
또한, 꼼꼼한 색칠로 소근육도 발달시킬 수 있습니다.

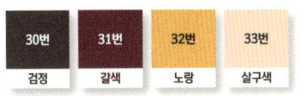

❶ 숫자에 적힌 색깔대로 따라서 색칠해 보세요. 색깔이 지정되지 않은 숫자는 그냥 두거나 다른 색으로 칠해도 됩니다.

❷ 숫자대로 색칠하면 부엉이 그림이 완성됩니다!

색 번호	색상	이름
30번	검정	
31번	갈색	
32번	노랑	
33번	살구색	

부엉이

30	35	34	37	30	30	30	30	30	30	30	30	30	30	38	34	35	34	30	34
30	30	30	30	31	31	31	31	31	31	31	31	31	31	30	30	30	30	30	36
30	30	31	31	31	31	31	31	31	31	31	31	31	31	31	31	31	30	30	37
35	30	31	30	30	30	30	31	31	31	31	31	31	30	30	30	31	30	35	38
36	30	30	32	32	32	32	30	31	31	31	30	32	32	32	32	30	30	36	39
37	30	32	32	30	30	32	32	30	31	30	32	32	30	30	32	32	30	34	35
38	30	32	32	30	30	32	32	30	31	30	32	32	30	30	32	32	30	38	35
39	35	30	32	32	32	32	30	31	31	31	30	32	32	32	32	30	35	34	36
35	30	31	30	30	30	30	31	31	32	31	31	30	30	30	30	31	30	35	37
36	30	31	31	31	31	31	31	31	32	32	31	31	31	31	31	31	30	34	38
35	30	31	31	31	31	31	31	31	31	31	31	31	31	31	31	31	31	30	39
37	30	31	31	31	31	31	31	33	33	33	31	31	30	31	31	31	31	30	34
38	30	31	31	31	31	33	33	33	33	33	33	33	30	31	31	31	31	31	30
39	30	31	31	31	31	33	33	33	33	33	33	33	30	31	31	31	31	31	30
35	35	30	31	31	31	33	33	33	33	33	33	33	30	31	31	31	31	31	30
35	36	30	31	31	31	33	33	33	33	33	33	33	31	30	31	31	31	31	30
36	38	35	30	31	31	31	33	33	33	33	33	31	31	31	30	31	31	31	30
37	37	36	38	30	30	31	31	31	31	31	31	31	31	31	30	30	30	31	30
38	34	38	36	38	36	30	31	31	30	30	30	31	31	30	30	38	34	30	35
39	35	37	35	35	35	37	30	30	37	39	35	30	30	38	37	35	34	30	34

부엉이

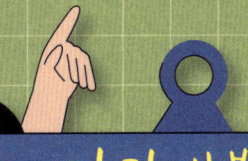

따라 해보세요

숫자판은 가로세로 20*20으로 되어 있습니다.

다람쥐 그림은 기초적인 숫자를 학습할 수 있게 40부터 49까지로 구성되어 있으며,
그중 40, 41, 42, 43을 찾으면 됩니다.

색깔이 지정된 숫자를 찾으면서 집중력이 향상되고,
숫자에 대한 인지를 높일 수 있습니다.

또한, 꼼꼼한 색칠로 소근육도 발달시킬 수 있습니다.

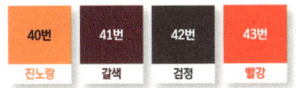

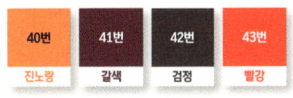

❶ 숫자에 적힌 색깔대로 따라서 색칠해 보세요. 색깔이 지정되지 않은 숫자는 그냥 두거나 다른 색으로 칠해도 됩니다.

❷ 숫자대로 색칠하면 다람쥐 그림이 완성됩니다!

40번	41번	42번	43번
진노랑	갈색	검정	빨강

44	46	45	44	48	45	46	47	49	45	48	49	49	48	49	47	47	46	46	45
45	40	41	40	41	40	47	46	45	48	46	40	47	46	45	45	48	49	45	45
41	40	41	40	41	40	41	40	45	44	47	40	40	40	47	46	49	49	46	49
41	40	41	40	41	40	41	40	40	48	45	40	41	40	41	40	41	49	47	48
41	40	41	40	41	40	41	40	40	44	46	40	41	40	41	40	41	40	49	45
41	40	49	40	41	40	41	40	40	40	46	49	49	40	40	40	40	40	40	49
41	40	45	40	41	40	41	40	40	40	47	47	40	40	40	40	40	42	47	40	46
41	40	45	40	41	40	41	40	40	44	46	40	40	40	40	40	42	42	40	47
41	40	49	40	41	40	41	40	40	40	47	47	40	40	40	40	40	40	40	42
41	49	49	44	40	40	40	40	40	44	46	40	40	40	40	40	40	43	46	45
47	48	48	44	40	40	40	40	40	49	40	40	40	40	40	40	40	47	47	41	41
44	44	44	48	40	40	40	40	40	44	40	40	40	40	40	40	40	40	47	41	41
45	49	44	49	40	40	41	40	41	40	41	40	40	40	40	40	40	40	49	47	40
45	48	47	40	40	40	41	40	41	40	41	40	40	40	40	40	40	40	40	40	40
48	45	46	40	40	40	41	40	41	40	41	40	40	40	40	40	40	40	49	47	47
49	45	49	40	40	40	41	40	41	40	41	40	40	40	40	40	40	40	45	47	44
45	44	47	49	40	40	41	40	41	40	41	40	40	40	40	40	40	40	49	44	49
46	44	46	44	40	40	41	40	41	40	41	40	40	40	40	40	40	48	48	44	48
47	46	45	46	49	40	40	40	40	40	40	40	40	40	40	49	44	44	48	44
47	44	45	48	44	45	49	40	40	40	40	40	40	40	40	40	49	46	49	49

다람쥐

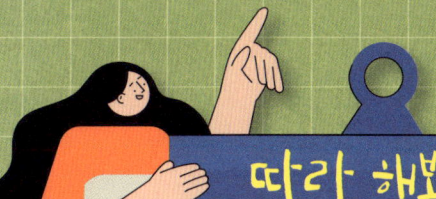

따라 해보세요

숫자판은 가로세로 20*20으로 되어 있습니다.
고슴도치 그림은 기초적인 숫자를 학습할 수 있게 50부터 59까지로 구성되어 있으며,
그중 55, 56, 57, 58, 59를 찾으면 됩니다.
색깔이 지정된 숫자를 찾으면서 집중력이 향상되고,
숫자에 대한 인지를 높일 수 있습니다.
또한, 꼼꼼한 색칠로 소근육도 발달시킬 수 있습니다.

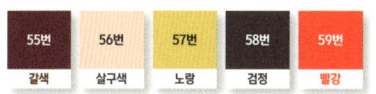

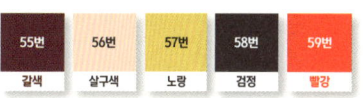

❶ 숫자에 적힌 색깔대로 따라서 색칠해 보세요. 색깔이 지정되지 않은 숫자는 그냥 두거나 다른 색으로 칠해도 됩니다.

❷ 숫자대로 색칠하면 고슴도치 그림이 완성됩니다!

55번	56번	57번	58번	59번
갈색	살구색	노랑	검정	빨강

50	51	52	54	53	54	53	52	51	50	50	51	53	51	53	53	54	51	50	51
51	52	53	54	50	51	50	50	51	52	54	53	53	51	53	54	51	50	50	54
50	54	53	51	50	52	50	51	55	55	55	57	55	55	52	53	54	51	50	50
52	54	50	54	52	54	55	55	57	55	55	57	55	55	55	57	51	54	52	51
54	53	51	52	57	55	55	55	57	55	55	55	55	55	55	57	50	50	53	50
54	50	55	55	57	55	55	55	55	55	55	55	55	57	55	55	55	55	54	52
52	51	55	55	55	55	55	55	55	57	55	55	55	57	55	55	55	55	51	54
50	55	55	56	56	56	56	55	55	57	55	57	55	55	55	55	55	57	55	50
51	55	55	56	56	56	56	56	55	55	55	57	55	55	55	55	55	57	55	54
52	56	56	56	56	56	56	56	55	55	55	55	55	55	55	55	55	55	55	55
53	56	56	58	56	56	56	56	55	57	55	55	55	55	55	57	55	55	55	57
58	56	56	54	56	56	56	56	55	57	55	55	57	55	55	57	55	55	56	55
58	56	56	56	56	56	56	56	56	55	55	55	57	55	55	55	55	56	56	55
50	56	56	56	56	56	56	56	56	55	55	55	55	55	55	55	55	56	56	55
52	59	59	56	56	56	56	56	56	56	56	56	56	56	56	56	56	56	56	54
54	52	52	53	56	56	56	56	56	56	56	56	56	56	56	56	56	56	56	53
53	54	50	50	56	56	56	56	56	56	56	56	56	56	56	56	56	56	54	50
53	50	52	52	52	52	56	56	51	51	50	53	54	56	56	54	54	51	53	53
50	52	53	50	51	50	52	50	51	53	53	50	53	54	51	51	51	52	54	54
52	54	52	50	51	51	52	50	53	54	54	51	53	52	54	52	53	51	52	54

고슴도치

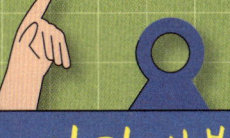

따라 해보세요

숫자판은 가로세로 20*20으로 되어 있습니다.
너구리 그림은 기초적인 숫자를 학습할 수 있게 60부터 69까지로 구성되어 있으며,
그중 65, 66, 67, 68, 69를 찾으면 됩니다.
색깔이 지정된 숫자를 찾으면서 집중력이 향상되고,
숫자에 대한 인지를 높일 수 있습니다.
또한, 꼼꼼한 색칠로 소근육도 발달시킬 수 있습니다.

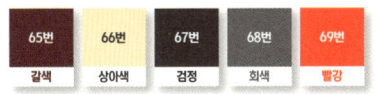

❶ 숫자에 적힌 색깔대로 따라서 색칠해 보세요. 색깔이 지정되지 않은 숫자는 그냥 두거나 다른 색으로 칠해도 됩니다.

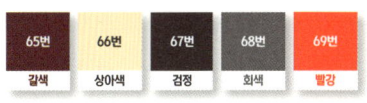

❷ 숫자대로 색칠하면 너구리 그림이 완성됩니다!

65번	66번	67번	68번	69번
갈색	상아색	검정	회색	빨강

60	65	65	65	60	60	61	62	64	63	63	64	63	60	60	61	65	65	65	61
65	66	66	66	65	62	62	60	61	64	63	63	62	60	60	65	66	66	66	65
65	66	67	67	66	65	60	61	60	61	62	64	63	63	65	66	67	67	66	65
65	66	67	67	66	65	64	62	63	63	64	62	62	60	65	66	67	67	66	65
65	66	67	67	67	65	65	65	65	65	65	65	65	65	65	67	67	67	66	65
60	65	65	67	67	65	65	65	65	65	65	65	65	65	65	67	67	65	65	60
61	64	65	65	65	65	65	65	65	65	65	65	65	65	65	65	66	65	60	62
60	62	65	65	66	66	66	66	66	65	65	66	66	66	66	66	65	65	61	61
62	65	65	66	66	67	67	67	66	65	65	66	67	67	67	66	66	65	65	64
65	65	66	66	67	67	67	67	66	65	65	66	67	67	67	67	66	66	65	65
65	66	66	67	67	67	68	64	67	65	65	67	64	68	67	67	67	66	66	65
65	66	67	67	67	67	68	68	67	65	65	67	68	68	67	67	67	67	66	65
65	66	67	67	67	67	67	67	67	65	65	67	67	67	67	67	67	67	66	65
65	66	67	67	67	67	67	66	65	65	66	67	67	67	67	67	67	66	65
64	65	66	66	67	67	67	66	66	67	67	66	66	67	67	67	66	66	65	64
63	62	65	65	66	66	66	66	66	67	67	66	66	66	66	65	65	60	63
63	61	63	63	65	65	66	66	69	66	66	69	66	66	65	65	61	62	60	61
62	60	64	62	61	60	65	65	66	69	69	66	65	65	60	60	60	64	61	62
61	61	62	64	60	61	62	63	65	65	65	65	63	64	62	63	63	64	62	61
60	60	61	62	64	63	60	61	62	64	63	61	61	60	61	62	64	63	63	60

너구리

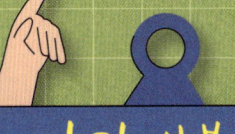

따라 해보세요

숫자판은 가로세로 20*20으로 되어 있습니다.

오리 그림은 기초적인 숫자를 학습할 수 있게 70부터 79까지로 구성되어 있으며, 그중 75, 76, 77, 78, 79를 찾으면 됩니다.

색깔이 지정된 숫자를 찾으면서 집중력이 향상되고, 숫자에 대한 인지를 높일 수 있습니다.

또한, 꼼꼼한 색칠로 소근육도 발달시킬 수 있습니다.

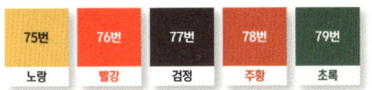

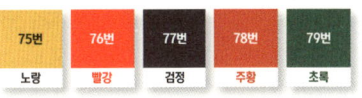

❶ 숫자에 적힌 색깔대로 따라서 색칠해 보세요. 색깔이 지정되지 않은 숫자는 그냥 두거나 다른 색으로 칠해도 됩니다.

❷ 숫자대로 색칠하면 오리 그림이 완성됩니다!

75번 노랑	76번 빨강	77번 검정	78번 주황	79번 초록															

70	74	71	74	74	73	73	71	71	74	73	74	72	73	70	73	70	70	73	72
74	71	70	71	74	71	73	71	74	74	75	75	75	75	75	72	73	72	71	70
74	74	72	71	71	73	74	71	71	75	75	75	75	75	75	75	72	71	71	70
71	74	73	71	71	70	70	72	70	75	75	75	77	71	75	75	71	74	72	73
71	72	70	70	73	73	70	72	75	75	75	75	77	77	75	75	75	71	73	72
70	73	74	71	71	72	74	73	75	75	75	75	75	75	75	75	76	71	72	71
74	70	74	73	74	71	74	70	70	75	75	75	75	75	75	75	76	76	76	71
70	71	75	72	70	70	70	73	70	75	75	75	75	75	75	75	76	76	73	73
72	71	75	73	73	72	72	72	71	71	75	75	75	75	75	75	74	74	72	72
70	71	75	75	75	78	75	75	75	75	75	75	75	75	75	75	75	73	72	74
70	70	75	75	75	75	78	75	75	75	75	75	75	75	75	75	75	75	72	74
73	74	75	75	75	75	75	78	75	75	75	78	75	75	75	75	75	75	74	71
72	70	75	75	75	75	75	78	78	78	75	75	75	75	75	75	75	75	71	73
70	73	72	75	75	75	75	75	75	75	75	75	75	75	75	75	75	73	74	73
71	72	72	74	75	75	75	75	75	75	75	75	75	75	75	75	75	72	73	72
70	70	72	71	74	75	75	75	75	75	75	75	75	75	75	75	72	74	73	72
74	72	73	71	74	72	73	77	73	71	74	77	70	70	70	74	72	73	73	71
70	74	72	70	72	72	74	77	77	73	73	77	77	71	70	71	74	72	70	70
79	70	79	72	79	72	79	74	79	73	79	70	79	74	79	70	79	72	79	71
79	79	79	79	79	79	79	79	79	79	79	79	79	79	79	79	79	79	79	79

오리

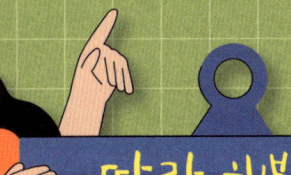

따라 해보세요

숫자판은 가로세로 20*20으로 되어 있습니다.

원숭이 그림은 기초적인 숫자를 학습할 수 있게 80부터 89까지로 구성되어 있으며,
그중 85, 86, 87, 88, 89를 찾으면 됩니다.

색깔이 지정된 숫자를 찾으면서 집중력이 향상되고,
숫자에 대한 인지를 높일 수 있습니다.
또한, 꼼꼼한 색칠로 소근육도 발달시킬 수 있습니다.

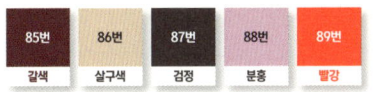

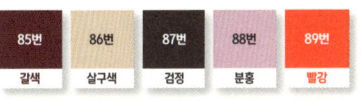

❶ 숫자에 적힌 색깔대로 따라서 색칠해 보세요. 색깔이 지정되지 않은 숫자는 그냥 두거나 다른 색으로 칠해도 됩니다.

❷ 숫자대로 색칠하면 원숭이 그림이 완성됩니다!

85번 갈색	**86번** 살구색	**87번** 검정	**88번** 분홍	**89번** 빨강

80	84	80	80	80	84	80	80	81	81	83	84	80	84	80	80	80	80	80	81
81	83	81	80	81	83	81	80	85	85	85	85	81	83	81	80	81	80	83	82
80	82	81	81	82	82	85	85	85	85	85	85	85	85	80	81	82	83	83	82
80	81	81	81	82	85	85	85	85	85	85	85	85	85	85	82	80	84	80	80
82	81	80	80	85	85	85	85	85	85	85	85	85	85	85	85	81	83	81	80
83	80	82	80	85	85	86	86	85	85	85	85	86	86	85	85	80	81	82	82
84	80	85	85	85	86	86	86	86	85	85	86	86	86	86	85	85	85	82	80
80	85	85	88	85	86	86	86	86	86	86	86	86	86	86	85	88	85	85	80
80	85	85	88	85	86	86	86	87	86	86	87	86	86	86	85	88	85	85	81
81	80	85	85	85	86	86	86	86	86	86	86	86	86	86	85	85	85	83	84
82	80	83	83	85	86	86	89	86	86	86	86	89	86	86	85	82	82	83	84
83	84	80	83	81	86	86	86	86	86	86	86	86	86	86	80	81	82	84	83
84	83	81	84	80	81	86	86	86	87	87	86	86	86	80	84	80	80	84	84
84	82	82	83	80	80	82	86	86	86	86	86	80	81	83	81	80	80	80	84
83	82	83	80	84	80	80	82	83	85	85	80	81	81	80	80	84	80	80	83
82	81	84	81	83	81	80	85	85	85	85	85	85	80	82	81	83	81	80	82
80	84	84	83	80	84	83	85	85	85	85	85	85	82	83	85	85	82	84	81
81	83	80	82	82	83	84	85	85	85	85	85	85	83	84	85	80	84	80	80
82	83	80	81	83	85	85	85	85	85	85	85	85	85	85	85	81	83	81	80
83	80	81	81	84	85	85	86	86	85	85	86	86	85	85	84	83	80	80	81

원숭이

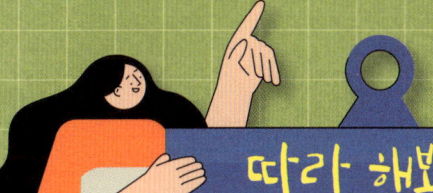

따라 해보세요

숫자판은 가로세로 20*20으로 되어 있습니다.

사슴(루돌프) 그림은 기초적인 숫자를 학습할 수 있게 90부터 99까지로 구성되어 있으며,

그중 95, 96, 97, 98, 99를 찾으면 됩니다.

색깔이 지정된 숫자를 찾으면서 집중력이 향상되고,

숫자에 대한 인지를 높일 수 있습니다.

또한, 꼼꼼한 색칠로 소근육도 발달시킬 수 있습니다.

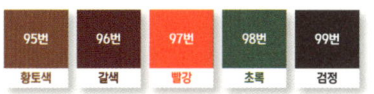

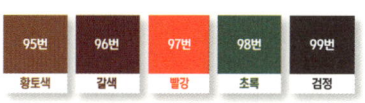

❶ 숫자에 적힌 색깔대로 따라서 색칠해 보세요. 색깔이 지정되지 않은 숫자는 그냥 두거나 다른 색으로 칠해도 됩니다.

❷ 숫자대로 색칠하면 사슴(루돌프) 그림이 완성됩니다!

	95번	96번	97번	98번	99번
	황토색	갈색	빨강	초록	검정

94	94	92	91	93	96	90	96	90	90	93	96	92	96	92	92	94	94	90	93
92	92	91	94	91	96	96	96	96	91	96	96	96	96	93	93	93	94	92	92
93	94	94	90	92	91	91	96	96	92	96	96	92	93	94	94	92	93	94	92
94	91	92	91	91	92	94	92	96	93	96	92	91	94	94	90	91	93	94	91
90	92	91	91	92	93	95	95	95	95	95	95	95	91	90	91	91	93	94	92
91	92	95	95	95	95	95	95	95	95	95	95	95	95	95	95	95	90	92	90
92	93	95	96	96	95	95	95	95	95	95	95	95	95	96	96	95	91	94	90
93	94	95	95	95	95	95	99	99	95	99	99	95	95	95	95	95	91	91	91
94	90	93	91	91	95	95	99	90	95	99	91	95	95	94	93	93	92	91	92
94	92	92	93	95	95	95	95	95	95	95	95	95	95	95	93	92	91	94	93
93	90	92	94	95	95	95	95	97	97	97	95	95	95	95	92	93	91	94	92
90	90	93	91	95	95	95	95	97	97	97	95	95	95	95	93	94	94	93	91
90	93	92	91	95	95	95	95	95	95	95	95	99	95	95	94	93	90	92	93
90	92	90	90	95	95	95	95	95	99	99	99	95	95	95	93	91	93	90	91
91	93	94	94	91	97	95	95	95	95	95	95	98	92	90	91	91	90	93
92	93	92	90	91	94	97	98	97	98	97	98	97	91	92	91	94	90	95	92
93	90	94	91	92	90	94	95	98	97	98	95	95	95	95	95	95	95	95	91
93	90	93	92	90	93	94	95	95	95	95	95	95	95	95	95	95	95	95	90
90	90	92	93	90	92	93	95	95	95	95	95	95	95	95	95	95	95	95	90
90	92	93	94	92	93	93	99	99	94	93	92	90	90	91	92	93	99	99	91

사슴(루돌프)

따라 해보세요

숫자판은 가로세로 20*20으로 되어 있습니다.

개구리 그림은 0~9까지의 홀수와 짝수로 구성되어 있으며, 그중 홀수인 1, 3, 5를 찾으면 됩니다.

색깔이 지정된 숫자를 찾으면서 집중력이 향상되고, 숫자에 대한 인지를 높일 수 있습니다.

또한, 꼼꼼한 색칠로 소근육도 발달시킬 수 있습니다.

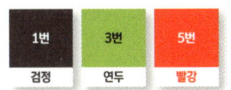

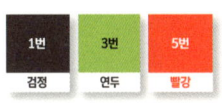

❶ 숫자에 적힌 색깔대로 따라서 색칠해 보세요. 색깔이 지정되지 않은 숫자는 그냥 두거나 다른 색으로 칠해도 됩니다.

❷ 숫자대로 색칠하면 개구리 그림이 완성됩니다!

	1번	3번	5번
	검정	연두	빨강

2	0	0	2	4	6	8	0	0	2	4	6	6	0	2	4	8	6	8	6
4	2	1	1	1	1	1	1	1	0	6	1	1	1	1	1	1	1	0	4
6	4	1	0	2	4	4	6	1	6	0	1	0	2	4	4	6	1	2	6
8	6	1	2	4	6	8	2	1	8	6	1	4	2	4	2	8	1	6	8
2	8	1	2	2	1	1	2	1	0	8	1	4	1	1	4	8	1	8	8
4	0	1	4	6	1	1	0	1	1	1	1	2	1	1	2	8	1	4	8
6	2	1	8	8	4	6	8	1	3	3	1	8	6	8	6	4	1	0	4
8	4	1	1	1	1	1	1	1	3	3	1	1	1	1	1	1	1	2	6
2	6	0	0	1	3	3	3	3	3	3	3	3	3	3	1	2	2	2	2
4	8	0	1	3	3	3	3	3	3	3	3	3	3	3	3	1	4	4	4
8	0	1	3	3	3	3	3	1	3	3	1	3	3	3	3	3	1	0	0
0	1	3	3	3	5	5	3	3	3	3	3	3	5	5	3	3	1	2	
0	1	3	3	3	5	5	3	3	3	3	3	3	5	5	3	3	1	6	
2	1	3	3	3	3	3	3	3	3	3	3	3	3	3	3	3	1	8	
4	1	3	3	3	3	3	3	3	3	3	3	3	3	3	3	3	1	6	
6	1	1	3	3	3	3	3	1	1	1	1	3	3	3	3	3	1	1	2
8	6	0	1	1	3	3	3	3	3	3	3	3	3	3	1	1	0	4	4
0	4	2	2	1	1	1	3	3	3	3	3	3	1	1	1	8	8	8	2
2	2	4	4	2	4	4	1	1	1	1	1	1	4	2	4	2	8	6	2
4	0	0	4	4	4	6	8	2	4	0	2	4	4	8	6	2	4	4	0

개구리

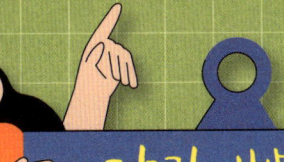

따라 해보세요

숫자판은 가로세로 20*20으로 되어 있습니다.
기린 그림은 0~9까지의 홀수와 짝수로 구성되어 있으며,
그중 홀수인 5, 7, 9를 찾으면 됩니다.
색깔이 지정된 숫자를 찾으면서 집중력이 향상되고,
숫자에 대한 인지를 높일 수 있습니다.
또한, 꼼꼼한 색칠로 소근육도 발달시킬 수 있습니다.

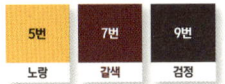

❶ 숫자에 적힌 색깔대로 따라서 색칠해 보세요. 색깔이 지정되지 않은 숫자는 그냥 두거나 다른 색으로 칠해도 됩니다.

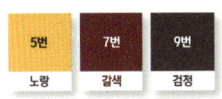

❷ 숫자대로 색칠하면 기린 그림이 완성됩니다!

0	8	0	4	0	0	2	2	0	0	8	5	7	7	8	8	6	0	8	2
0	8	0	2	0	8	4	6	2	2	8	5	5	5	8	8	6	2	4	4
0	6	2	0	4	8	4	8	4	7	7	5	5	5	5	8	8	4	6	6
2	4	4	8	4	4	6	4	6	4	7	5	5	5	5	5	0	0	2	0
4	4	6	6	6	2	8	0	8	6	7	5	5	5	5	9	5	5	0	2
6	2	8	0	8	6	8	2	0	7	5	7	7	7	5	5	5	5	2	4
8	0	4	4	8	4	0	4	2	6	7	5	5	5	5	5	5	5	6	4	8
0	8	4	2	8	6	2	8	4	7	7	5	5	5	5	0	4	8	8	6
2	6	4	0	2	6	4	6	6	8	7	5	7	7	5	2	2	6	0	2
4	4	2	0	4	8	6	8	8	7	7	5	5	5	5	4	6	0	2	0
6	2	6	2	0	2	8	4	0	8	7	5	5	5	5	6	8	2	4	2
8	8	8	4	5	5	5	7	5	7	5	7	5	5	5	8	4	4	6	6
0	6	0	6	7	7	5	5	7	5	7	5	5	5	5	0	2	6	8	6
6	4	2	5	5	5	5	7	5	7	5	7	5	5	5	2	8	8	0	8
8	4	5	6	5	5	7	5	7	5	7	5	7	5	5	4	8	0	2	8
0	5	2	6	5	5	5	7	5	7	5	7	5	5	5	4	4	2	4	8
9	4	2	4	5	5	7	5	7	5	7	5	7	5	5	6	2	4	6	4
0	2	4	6	7	7	0	6	6	4	2	8	4	5	5	8	0	4	8	2
0	0	6	8	5	5	2	4	8	2	4	8	2	5	5	8	2	6	0	6
2	0	8	8	9	9	4	4	0	2	6	0	2	9	9	8	2	8	4	0

기린

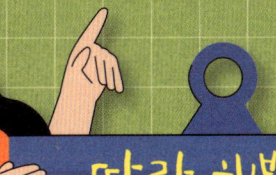

따라 해보세요

숫자판은 가로세로 20*20으로 되어 있습니다.

여우 그림은 0~9까지의 홀수와 짝수로 구성되어 있으며,

그중 짝수인 0, 2, 4를 찾으면 됩니다.

색깔이 지정된 숫자를 찾으면서 집중력이 향상되고,

숫자에 대한 인지를 높일 수 있습니다.

또한, 꼼꼼한 색칠로 소근육도 발달시킬 수 있습니다.

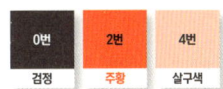

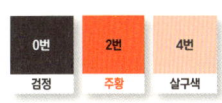

❶ 숫자에 적힌 색깔대로 따라서 색칠해 보세요. 색깔이 지정되지 않은 숫자는 그냥 두거나 다른 색으로 칠해도 됩니다.

❷ 숫자대로 색칠하면 여우 그림이 완성됩니다!

0	0	1	3	5	7	9	1	3	5	7	9	1	0	0	1	9	7	5	1
0	4	0	0	1	1	3	5	7	9	1	0	0	4	0	3	7	9	5	3
0	4	4	0	0	1	1	3	0	0	0	4	4	0	5	5	1	7	3	
0	4	4	4	4	0	0	0	0	4	4	4	4	0	9	3	3	9	5	
0	4	4	4	0	2	2	2	2	2	0	4	4	4	0	1	1	5	9	7
0	2	4	0	2	2	2	2	2	2	2	0	4	2	0	3	1	5	0	0
0	2	0	2	2	2	2	2	2	2	2	2	0	2	0	5	3	0	9	0
1	0	2	2	2	2	2	2	2	2	2	2	2	0	3	7	0	5	9	0
0	2	2	2	2	2	2	2	2	2	2	2	2	0	9	0	3	7	0	
0	2	2	2	0	2	2	2	2	0	2	2	2	0	9	0	3	7	0	
0	2	2	2	0	2	2	2	2	0	2	2	2	0	1	0	2	2	0	
0	2	2	2	2	2	2	2	2	2	2	2	0	3	0	2	2	0		
0	2	1	3	3	2	2	2	2	5	5	7	2	0	5	0	2	2	0	
1	0	1	3	3	5	2	2	2	9	3	7	0	9	0	2	2	2	0	
3	1	0	5	7	5	9	0	1	3	3	9	0	9	0	0	2	2	2	0
5	1	5	0	7	5	9	7	1	9	9	0	5	7	0	2	2	2	2	0
3	9	3	9	0	0	1	3	5	0	0	1	5	9	0	2	2	2	2	0
7	9	9	9	1	1	0	0	0	1	1	0	0	0	0	2	2	2	0	5
5	9	9	9	5	0	2	2	2	2	2	2	2	2	2	2	2	2	0	7
5	5	7	3	5	0	2	2	0	0	2	2	0	0	0	0	0	0	0	9

여우

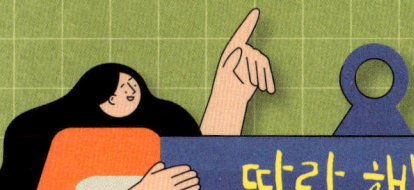

따라 해보세요

숫자판은 가로세로 20*20으로 되어 있습니다.
팬더 그림은 0~9까지의 홀수와 짝수로 구성되어 있으며,
그중 짝수인 4, 6, 8를 찾으면 됩니다.
색깔이 지정된 숫자를 찾으면서 집중력이 향상되고,
숫자에 대한 인지를 높일 수 있습니다.
또한, 꼼꼼한 색칠로 소근육도 발달시킬 수 있습니다.

❶ 숫자에 적힌 색깔대로 따라서 색칠해 보세요. 색깔이 지정되지 않은 숫자는 그냥 두거나 다른 색으로 칠해도 됩니다.

❷ 숫자대로 색칠하면 팬더 그림이 완성됩니다!

4번	6번	8번
검정	분홍	연두

팬더

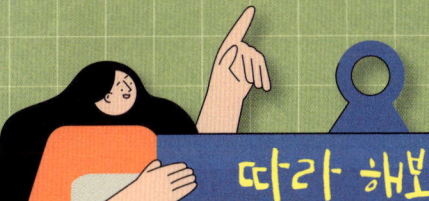

숫자판은 가로세로 20*20으로 되어 있습니다.
돼지 그림은 2의 배수로 구성되어 있으며,
그중 2, 4, 6, 8을 찾으면 됩니다.
색깔이 지정된 숫자를 찾으면서 집중력이 향상되고,
숫자에 대한 인지를 높일 수 있습니다.
또한, 꼼꼼한 색칠로 소근육도 발달시킬 수 있습니다.

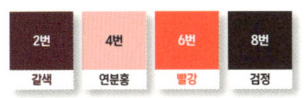

❶ 숫자에 적힌 색깔대로 따라서 색칠해 보세요. 색깔이 지정되지 않은 숫자는 그냥 두거나 다른 색으로 칠해도 됩니다.

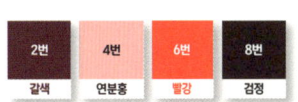

❷ 숫자대로 색칠하면 돼지 그림이 완성됩니다!

2번	4번	6번	8번
갈색	연분홍	빨강	검정

10	2	2	2	2	12	14	16	18	10	10	12	14	16	18	2	2	2	2	14
2	4	4	4	4	2	14	16	18	10	12	14	16	18	2	4	4	4	4	2
2	4	4	4	4	4	2	10	16	10	18	12	10	2	4	4	4	4	4	2
2	4	4	4	4	4	4	2	2	2	2	2	2	4	4	4	4	4	4	2
2	4	4	2	4	4	4	4	4	4	4	4	4	4	4	4	2	4	4	2
2	2	2	4	4	4	4	4	4	4	4	4	4	4	4	4	4	2	2	2
12	16	2	4	4	4	4	4	4	4	4	4	4	4	4	4	2	12	16
10	2	4	4	4	8	8	4	4	4	4	4	4	8	8	4	4	4	2	18
2	4	4	4	4	8	10	4	4	4	4	4	4	10	8	4	4	4	4	2
2	4	4	4	4	4	4	4	4	4	4	4	4	4	4	4	4	4	4	2
2	4	4	4	4	4	4	2	2	2	2	2	2	4	4	4	4	4	4	2
2	4	6	6	6	4	2	4	4	4	4	4	2	4	6	6	6	4	2
2	4	6	6	6	4	2	4	8	4	4	8	4	2	4	6	6	6	4	2
2	4	6	6	6	4	2	4	4	4	4	4	4	2	4	6	6	6	4	2
2	4	4	4	4	4	2	2	2	2	2	2	4	4	4	4	4	4	2
16	2	4	4	4	4	4	4	4	4	4	4	4	4	4	4	4	4	2	18
18	12	2	4	4	4	4	4	4	4	4	4	4	4	4	4	4	2	16	18
14	14	12	2	4	4	4	4	4	4	4	4	4	4	4	4	2	12	16	14
10	16	14	14	2	2	2	2	2	2	2	2	2	2	2	2	12	10	14	16
14	16	18	10	12	14	16	18	14	16	18	10	14	12	16	18	14	12	10	12

돼지

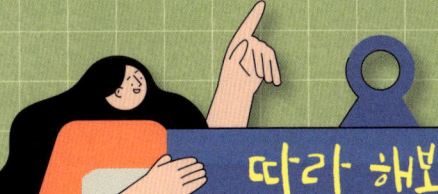

따라 해보세요

숫자판은 가로세로 20*20으로 되어 있습니다.

거북이 그림은 3의 배수로 구성되어 있으며,
그중 3, 6, 9, 12를 찾으면 됩니다.

색깔이 지정된 숫자를 찾으면서 집중력이 향상되고,
숫자에 대한 인지를 높일 수 있습니다.
또한, 꼼꼼한 색칠로 소근육도 발달시킬 수 있습니다.

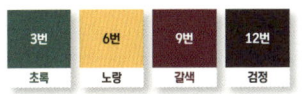

❶ 숫자에 적힌 색깔대로 따라서 색칠해 보세요. 색깔이 지정되지 않은 숫자는 그냥 두거나 다른 색으로 칠해도 됩니다.

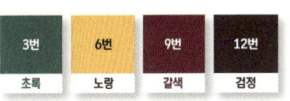

❷ 숫자대로 색칠하면 거북이 그림이 완성됩니다!

3번	6번	9번	12번
초록	노랑	갈색	검정

15	18	24	27	15	24	18	15	18	18	24	18	18	21	21	6	6	6	18	18
27	15	24	27	27	3	3	9	3	3	21	21	15	21	6	6	6	18	6	21
15	27	22	24	3	3	9	3	9	3	3	3	18	21	6	6	6	12	6	15
27	27	3	3	3	3	3	9	3	3	3	3	9	3	6	6	6	6	6	18
15	3	3	3	3	3	3	3	3	3	3	9	3	9	6	6	6	6	18	18
27	3	3	9	3	3	3	3	3	3	3	3	9	3	3	6	6	21	21	15
27	3	9	3	9	3	3	3	3	3	3	3	3	3	6	6	6	15	21	21
15	3	3	9	3	3	3	3	3	9	3	3	6	6	6	24	15	24	15
27	3	3	3	3	3	3	3	9	3	9	3	6	6	18	18	15	24	15
15	27	3	3	3	3	3	3	3	9	3	24	27	18	18	15	21	18	18
27	15	21	6	6	21	21	18	6	6	15	15	27	27	15	18	21	21	18	21
15	27	21	6	6	6	24	18	6	6	6	18	24	24	15	21	15	6	6	24
21	15	21	24	21	15	24	18	24	21	15	15	24	15	18	21	6	6	15	6
15	18	18	24	24	15	27	21	24	9	3	3	3	3	18	6	6	12	6
15	15	21	21	24	18	27	24	3	3	3	9	3	9	3	3	6	6	6
18	27	15	18	24	27	27	3	3	9	3	3	9	3	3	3	3	6	15	15
15	18	27	15	24	27	24	3	3	3	3	9	3	9	3	3	3	6	6	24	15
18	21	15	18	24	27	21	9	3	3	3	3	3	3	3	3	15	18	24	15
21	18	27	15	24	27	18	15	3	3	9	3	3	3	9	21	15	18	27	21
15	21	15	27	21	24	15	15	15	6	18	15	18	6	21	21	15	15	24	21

거북이

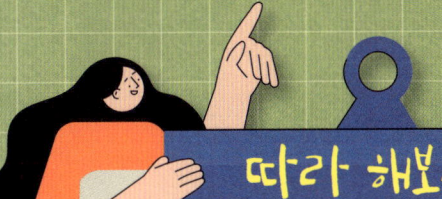

따라 해보세요

숫자판은 가로세로 20*20으로 되어 있습니다.
코끼리 그림은 4의 배수로 구성되어 있으며,
그중 4, 8, 12, 16을 찾으면 됩니다.
색깔이 지정된 숫자를 찾으면서 집중력이 향상되고,
숫자에 대한 인지를 높일 수 있습니다.
또한, 꼼꼼한 색칠로 소근육도 발달시킬 수 있습니다.

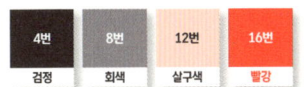

❶ 숫자에 적힌 색깔대로 따라서 색칠해 보세요. 색깔이 지정되지 않은 숫자는 그냥 두거나 다른 색으로 칠해도 됩니다.

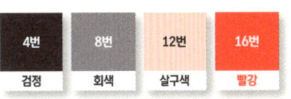

❷ 숫자대로 색칠하면 코끼리 그림이 완성됩니다!

4번		8번		12번		16번													
검정		회색		살구색		빨강													

20	24	20	24	28	28	28	32	36	36	32	32	4	4	4	24	20	28	32	36
20	20	28	24	32	4	4	4	4	4	4	4	8	8	8	4	4	32	28	28
36	36	20	24	4	8	8	8	8	8	8	8	8	8	8	8	4	32	28	24
30	28	32	4	8	8	8	8	8	8	8	8	12	12	8	8	4	20	24	20
20	28	36	4	8	8	8	8	8	8	8	8	12	12	12	8	4	24	20	28
36	24	32	4	8	8	4	4	8	8	8	8	12	12	12	8	4	28	24	24
28	28	20	4	8	8	20	4	8	8	8	8	12	12	12	8	4	24	20	20
24	24	4	8	8	8	8	8	8	8	8	8	8	8	8	8	4	20	20	24
20	20	4	8	8	8	8	8	8	8	8	8	8	8	4	4	28	24	24	28
20	4	8	8	4	16	16	8	8	8	8	8	8	8	4	4	36	32	24	28	32
24	4	8	8	4	8	8	8	8	8	8	8	8	4	32	32	36	20	24	24
20	4	8	4	4	8	8	8	8	8	8	8	8	8	4	4	4	4	20	20
28	4	8	4	8	8	8	8	8	8	8	8	8	8	8	8	8	4	4	28
4	8	8	4	8	8	8	8	8	8	8	8	8	8	8	8	8	8	8	4
4	8	4	28	4	8	8	8	8	8	8	8	8	8	8	8	8	8	8	4
4	4	28	36	4	8	8	8	8	8	8	8	8	8	8	8	8	8	8	4
20	36	28	32	4	8	8	8	8	8	8	8	8	8	8	8	8	8	4	4
28	32	24	36	4	8	8	8	8	8	8	8	8	8	8	8	8	8	4	36
32	24	20	32	4	8	8	4	4	4	4	4	4	4	4	4	4	8	8	4	32
36	36	28	28	4	4	4	4	28	24	28	24	32	36	36	4	4	4	4	36

코끼리

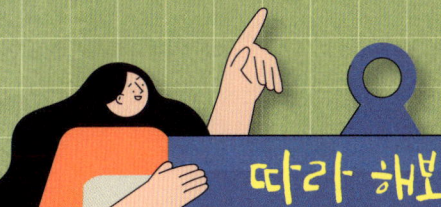

따라 해보세요

숫자판은 가로세로 20*20으로 되어 있습니다.
호랑이 그림은 5의 배수로 구성되어 있으며,
그중 5, 10, 15, 20을 찾으면 됩니다.
색깔이 지정된 숫자를 찾으면서 집중력이 향상되고,
숫자에 대한 인지를 높일 수 있습니다.
또한, 꼼꼼한 색칠로 소근육도 발달시킬 수 있습니다.

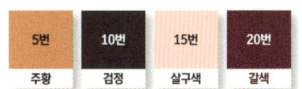

❶ 숫자에 적힌 색깔대로 따라서 색칠해 보세요. 색깔이 지정되지 않은 숫자는 그냥 두거나 다른 색으로 칠해도 됩니다.

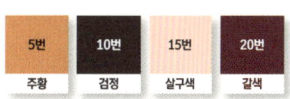

❷ 숫자대로 색칠하면 호랑이 그림이 완성됩니다!

5번	10번	15번	20번
주황	검정	살구색	갈색

30	25	30	35	25	25	35	40	30	45	30	25	30	35	30	45	40	40	45	40
30	35	10	10	10	30	30	35	40	30	35	40	35	40	10	10	10	45	45	35
40	10	15	15	15	10	40	5	5	10	5	5	45	10	15	15	15	10	45	30
10	15	15	15	10	5	5	5	10	10	10	5	5	5	10	15	15	15	10	30
10	15	15	10	5	5	5	5	5	10	5	5	5	5	5	10	15	15	10	35
40	10	10	5	5	5	5	5	10	10	10	5	5	5	5	5	10	10	45	25
40	30	40	10	10	5	5	5	5	10	5	5	5	5	10	10	30	30	45	30
25	25	5	5	5	5	5	5	5	5	5	5	5	5	5	5	30	40	30	
35	25	10	10	10	5	5	10	5	5	5	10	5	5	10	10	10	25	35	30
40	30	5	5	5	5	5	5	5	5	5	5	5	5	5	5	5	35	30	25
45	30	40	5	5	5	5	5	15	15	15	5	5	5	5	5	25	30	25	45
25	25	40	10	10	5	5	15	10	10	10	15	5	5	10	10	25	25	30	40
25	40	45	35	30	5	5	15	15	10	15	15	5	5	40	40	30	35	30	25
40	40	35	45	30	40	5	5	15	15	15	5	5	40	35	35	25	40	25	25
45	45	35	45	35	45	40	30	5	5	5	40	40	35	30	30	25	45	30	40
25	25	40	40	40	40	35	5	5	5	5	5	30	30	30	35	35	45	35	35
30	40	30	30	40	35	5	5	5	5	5	5	5	30	25	30	40	40	40	35
30	45	30	30	45	30	5	5	5	5	5	5	5	30	5	10	5	45	35	30
35	35	35	25	35	5	5	5	5	5	5	5	30	5	25	40	40	30	25	
30	30	25	25	30	5	20	20	5	5	20	20	5	5	30	40	40	35	30	25

호랑이

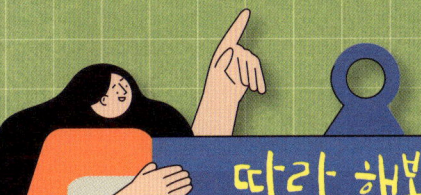

따라 해보세요

숫자판은 가로세로 20*20으로 되어 있습니다.
토끼 그림은 6의 배수로 구성되어 있으며,
그중 6, 12, 18, 24를 찾으면 됩니다.
색깔이 지정된 숫자를 찾으면서 집중력이 향상되고,
숫자에 대한 인지를 높일 수 있습니다.
또한, 꼼꼼한 색칠로 소근육도 발달시킬 수 있습니다.

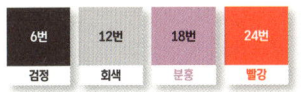

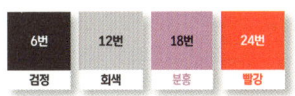

❶ 숫자에 적힌 색깔대로 따라서 색칠해 보세요. 색깔이 지정되지 않은 숫자는 그냥 두거나 다른 색으로 칠해도 됩니다.

❷ 숫자대로 색칠하면 토끼 그림이 완성됩니다!

6번 검정	**12번** 회색	**18번** 분홍	**24번** 빨강

30	30	36	42	6	6	6	6	42	54	42	54	48	6	6	6	6	42	42	42
30	30	42	6	12	18	12	6	48	36	30	42	42	6	12	18	12	6	30	36
36	42	30	6	12	18	12	12	6	54	30	54	6	12	12	18	12	6	42	42
42	48	48	6	12	18	18	12	6	54	42	48	6	12	18	18	12	6	48	54
48	54	54	6	12	12	18	12	6	48	42	48	6	12	18	12	12	6	48	48
54	54	54	42	6	12	18	12	6	6	6	6	6	12	18	12	6	48	36	54
54	42	48	36	48	6	12	12	12	12	12	12	12	6	48	54	54	42	36
48	48	42	54	6	12	12	12	12	12	12	12	12	6	48	36	48	42
42	36	42	6	12	12	12	12	12	12	12	12	12	12	6	42	42	30
48	30	36	6	12	12	12	30	12	12	12	12	36	12	12	12	6	30	36	42
42	36	30	6	12	12	12	6	12	12	12	6	12	12	12	6	48	54	48
36	30	36	6	12	12	24	24	12	6	6	12	24	24	12	12	6	54	54	30
42	42	42	6	12	12	12	24	12	12	12	12	24	12	12	12	6	54	36	48
30	30	36	54	6	12	12	12	12	12	12	12	12	12	12	6	54	36	30	30
36	30	30	48	42	6	12	12	12	12	12	12	12	12	6	48	54	30	42	42
30	36	30	30	36	42	6	12	12	12	12	12	12	6	42	30	30	36	36	30
54	30	48	48	36	48	42	6	12	12	12	12	6	30	42	36	42	42	48	30
54	42	54	30	42	54	6	12	12	12	12	12	12	6	30	36	48	48	42	36
48	42	54	36	48	6	6	12	12	18	18	12	12	6	6	48	54	54	48	42
48	48	36	48	6	12	12	12	18	18	12	12	12	12	6	54	42	36	42

토끼

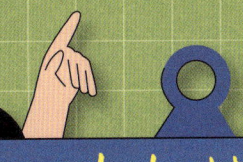

따라 해보세요

숫자판은 가로세로 20*20으로 되어 있습니다.
나무늘보 그림은 7의 배수로 구성되어 있으며,
그중 7, 14, 21, 28을 찾으면 됩니다.
색깔이 지정된 숫자를 찾으면서 집중력이 향상되고,
숫자에 대한 인지를 높일 수 있습니다.
또한, 꼼꼼한 색칠로 소근육도 발달시킬 수 있습니다.

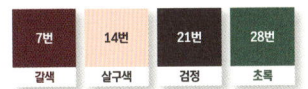

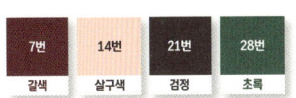

❶ 숫자에 적힌 색깔대로 따라서 색칠해 보세요. 색깔이 지정되지 않은 숫자는 그냥 두거나 다른 색으로 칠해도 됩니다.

❷ 숫자대로 색칠하면 나무늘보 그림이 완성됩니다!

7번	14번	21번	28번
갈색	살구색	검정	초록

35	35	42	42	49	42	35	35	42	49	63	56	56	63	63	35	35	42	49	42
28	28	28	28	28	28	28	28	14	28	14	28	28	28	28	14	28	14	28	28
56	35	63	35	56	49	42	49	7	49	7	49	42	35	63	7	63	7	49	42
56	63	63	63	49	56	63	56	7	56	7	63	49	49	63	7	42	7	49	49
63	49	42	42	56	42	49	56	7	7	7	63	56	56	63	7	7	7	42	42
49	35	7	7	7	7	42	63	7	7	7	63	56	35	63	7	7	7	35	56
35	7	14	14	14	14	7	35	7	7	7	35	49	42	42	7	7	7	7	35
7	14	14	14	14	14	14	7	7	7	7	35	49	49	42	7	7	7	7	7
7	21	14	21	21	14	21	7	7	7	7	42	35	42	56	7	7	7	7	7
7	7	14	21	21	14	7	7	7	7	7	7	7	7	7	7	7	7	7	7
7	14	14	14	14	14	14	7	7	7	7	7	7	7	7	7	7	7	7	7
42	7	14	14	14	14	7	7	7	7	7	7	7	7	7	7	7	7	7	7
49	42	7	7	7	7	7	7	7	7	7	7	7	7	7	7	7	7	7	7
56	49	49	42	7	7	7	7	7	7	7	7	7	7	7	7	7	7	7	35
42	63	63	49	42	35	7	7	7	7	7	7	7	7	7	7	7	7	56	42
56	35	42	63	42	42	56	35	7	7	7	7	7	7	7	7	7	56	42	56
56	35	49	56	63	63	56	42	35	7	7	7	7	7	7	35	63	56	42	56
42	35	49	63	42	42	63	63	56	56	35	35	56	56	56	56	49	49	42	63
49	42	35	56	63	49	56	63	63	49	56	63	56	42	42	56	49	42	49	56
42	56	63	63	42	49	56	56	56	63	63	63	49	63	63	49	49	42	42	63

나무늘보

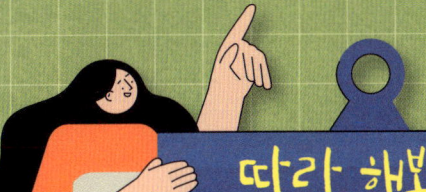

따라 해보세요

숫자판은 가로세로 20*20으로 되어 있습니다.
펭귄 그림은 8의 배수로 구성되어 있으며,
그중 8, 16, 24, 32를 찾으면 됩니다.
색깔이 지정된 숫자를 찾으면서 집중력이 향상되고,
숫자에 대한 인지를 높일 수 있습니다.
또한, 꼼꼼한 색칠로 소근육도 발달시킬 수 있습니다.

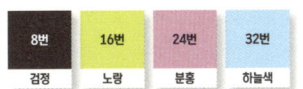

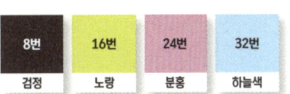

❶ 숫자에 적힌 색깔대로 따라서 색칠해 보세요. 색깔이 지정되지 않은 숫자는 그냥 두거나 다른 색으로 칠해도 됩니다.

❷ 숫자대로 색칠하면 펭귄 그림이 완성됩니다!

8번	16번	24번	32번
검정	노랑	분홍	하늘색

펭귄

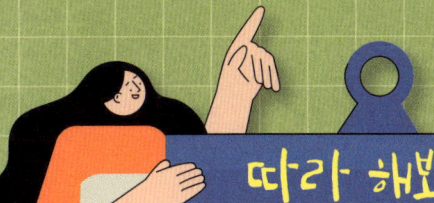

따라 해보세요

숫자판은 가로세로 20*20으로 되어 있습니다.
고양이 그림은 9의 배수로 구성되어 있으며,
그중 9, 18, 27, 36을 찾으면 됩니다.
색깔이 지정된 숫자를 찾으면서 집중력이 향상되고,
숫자에 대한 인지를 높일 수 있습니다.
또한, 꼼꼼한 색칠로 소근육도 발달시킬 수 있습니다.

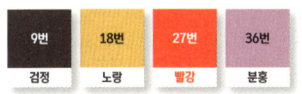

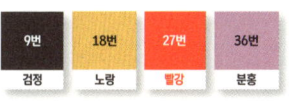

❶ 숫자에 적힌 색깔대로 따라서 색칠해 보세요. 색깔이 지정되지 않은 숫자는 그냥 두거나 다른 색으로 칠해도 됩니다.

❷ 숫자대로 색칠하면 고양이 그림이 완성 됩니다!

	9번	18번	27번	36번
	검정	노랑	빨강	분홍

81	45	54	63	63	9	63	54	45	72	81	81	72	9	81	72	63	63	81	72
81	54	45	72	9	36	9	63	45	45	54	54	9	36	9	54	54	63	72	81
45	63	63	72	9	36	9	9	9	9	9	9	9	36	9	63	63	56	63	72
54	54	72	9	18	18	18	9	18	9	18	9	18	18	18	9	45	54	72	81
63	54	9	18	18	18	18	9	18	9	18	9	18	18	18	18	9	54	81	63
72	9	18	18	18	18	18	18	18	18	18	18	18	18	18	18	18	9	63	63
81	9	18	18	18	18	54	9	18	18	18	72	9	18	18	18	18	9	54	54
81	9	9	9	18	18	9	9	18	18	18	9	9	18	18	9	9	9	45	54
72	9	18	18	18	18	18	18	18	18	18	18	18	18	18	18	18	9	45	63
81	9	9	9	18	18	18	18	9	9	9	18	18	18	18	9	9	9	72	72
54	9	18	18	18	18	18	18	18	9	18	18	18	18	18	18	18	9	81	72
54	54	9	18	18	18	18	9	9	18	9	9	18	18	18	18	9	63	81	81
45	45	63	9	18	18	18	18	27	27	27	18	18	18	18	9	81	63	72	81
45	63	72	72	9	18	18	18	18	27	18	18	18	18	9	45	81	54	45	63
63	72	72	72	72	9	9	18	18	18	18	18	9	9	81	54	81	9	9	63
63	81	81	63	63	45	45	9	9	9	9	9	45	54	45	54	9	18	18	9
63	81	81	63	54	45	9	18	18	18	18	18	9	45	45	81	9	18	9	54
45	72	63	54	45	9	18	18	18	18	18	18	18	9	81	9	18	18	9	54
45	72	63	54	9	18	18	36	36	18	36	36	18	18	9	18	18	18	9	45
54	54	54	9	18	18	18	36	36	18	36	36	18	18	18	9	9	9	54	45

고양이

시니어를 위한
하하하 시리즈 07

색칠북
숫자인지편

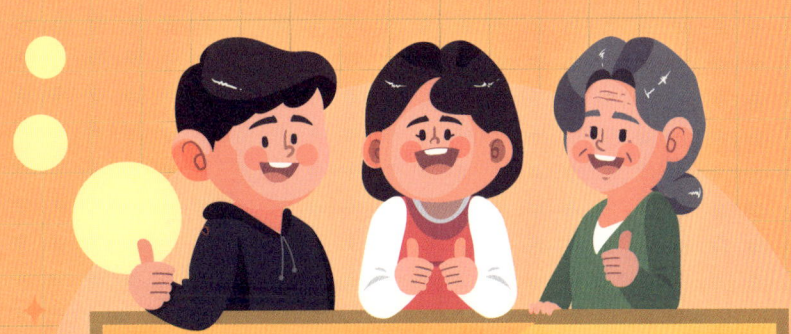

식물

숫자십자수

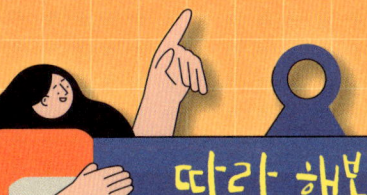

따라 해보세요

숫자판은 가로세로 20*20으로 되어 있습니다.

선인장 그림은 기초적인 숫자를 학습할 수 있게

0, 1, 2, 3, 4, 5, 6, 7, 8, 9로 구성되어 있으며, 해당 숫자를 찾으면 됩니다.

색깔이 지정된 숫자를 찾으면서 집중력이 향상되고,

숫자에 대한 인지를 높일 수 있습니다.

또한, 가위질과 풀을 붙이는 과정에서 소근육도 발달시킬 수 있습니다.

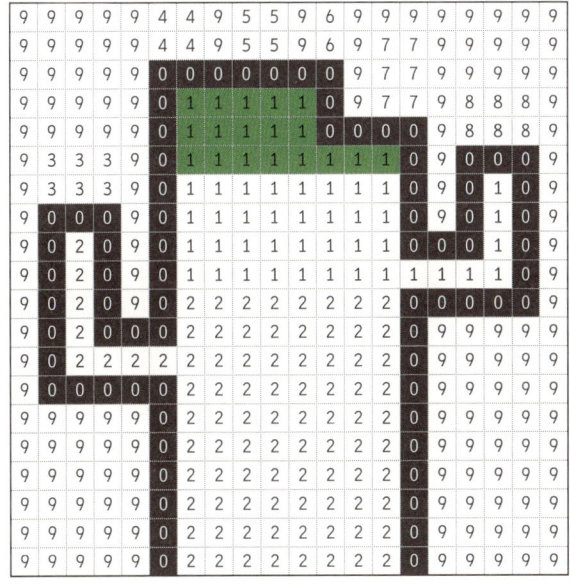

❶ 숫자가 적힌 색종이를 오리고, 숫자판에 해당 숫자를 찾아서 붙입니다.

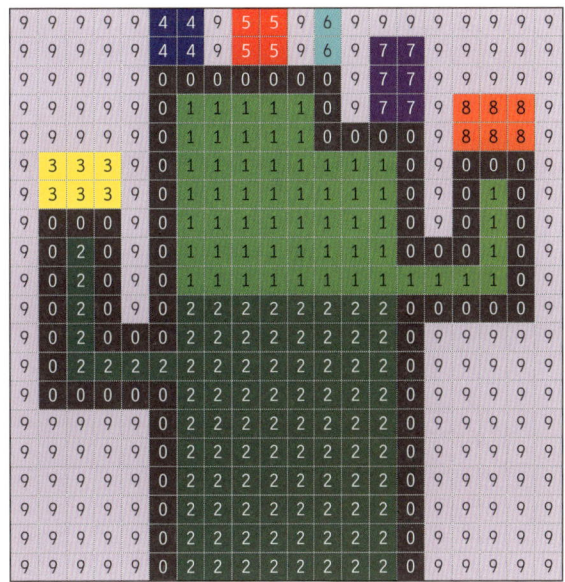

❷ 숫자대로 색종이를 붙이면 선인장 그림이 완성됩니다!

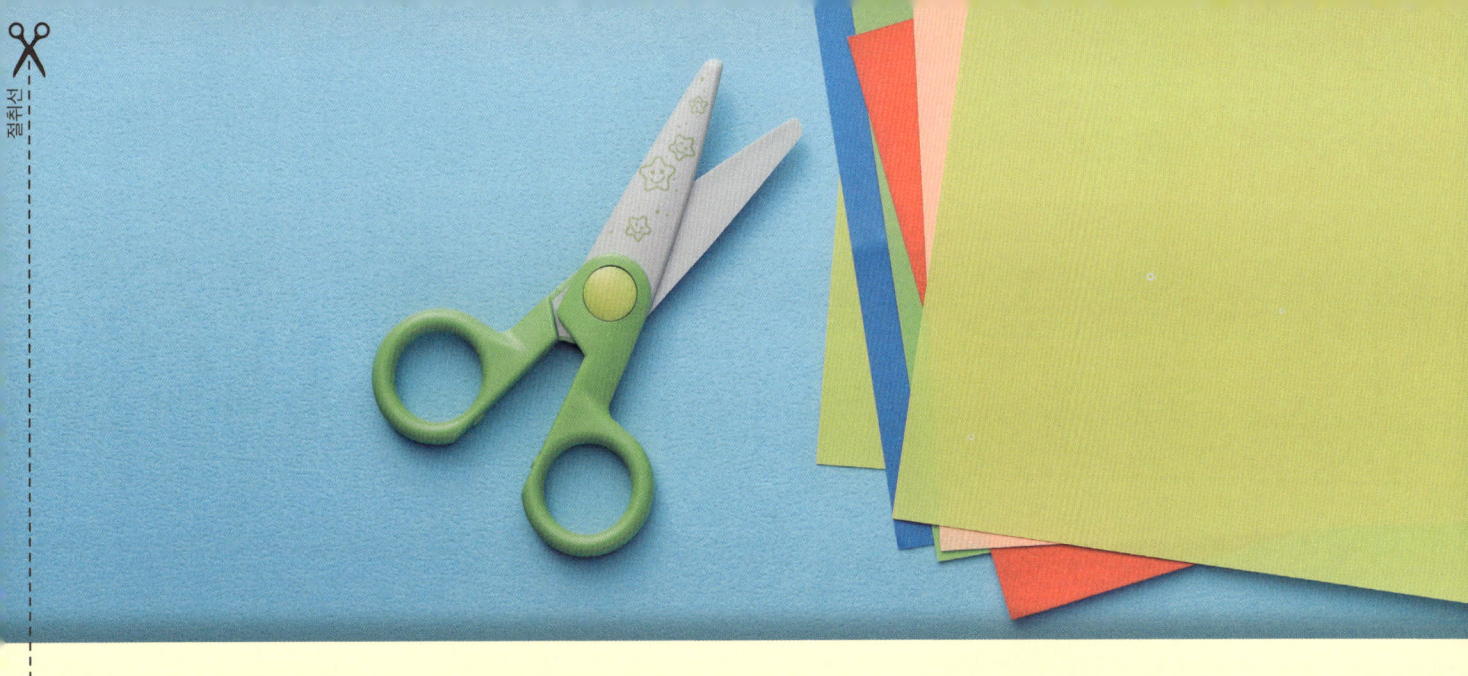

0번 ■(검정) **1번** ■(연두) **2번** ■(진녹) **3번** ■(노랑) **4번** ■(남색) **5번** ■(빨강) **6번** ■(하늘) **7번** ■(보라) **8번** ■(주황) **9번** ■(연보라)

```
9 9 9 9 9 4 4 9 5 5 9 6 9 9 9 9 9 9 9 9
9 9 9 9 9 4 4 9 5 5 9 6 9 7 7 9 9 9 9 9
9 9 9 9 9 0 0 0 0 0 0 0 9 7 7 9 9 9 9 9
9 9 9 9 9 0 1 1 1 1 1 0 9 7 7 9 8 8 8 9
9 9 9 9 9 0 1 1 1 1 1 0 0 0 0 9 8 8 8 9
9 3 3 3 9 0 1 1 1 1 1 1 1 0 9 0 0 0 0 9
9 3 3 3 9 0 1 1 1 1 1 1 1 0 9 0 1 0 0 9
9 0 0 0 9 0 1 1 1 1 1 1 1 0 9 0 1 0 0 9
9 0 2 0 9 0 1 1 1 1 1 1 0 0 0 0 1 0 0 9
9 0 2 0 9 0 1 1 1 1 1 1 1 1 1 1 1 1 0 9
9 0 2 0 9 0 2 2 2 2 2 2 2 0 0 0 0 0 0 9
9 0 2 0 0 0 2 2 2 2 2 2 2 0 9 9 9 9 9 9
9 0 2 2 2 2 2 2 2 2 2 2 2 0 9 9 9 9 9 9
9 0 0 0 0 0 2 2 2 2 2 2 2 0 9 9 9 9 9 9
9 9 9 9 0 2 2 2 2 2 2 2 2 0 9 9 9 9 9 9
9 9 9 9 9 0 2 2 2 2 2 2 2 0 9 9 9 9 9 9
9 9 9 9 9 0 2 2 2 2 2 2 2 0 9 9 9 9 9 9
9 9 9 9 9 0 2 2 2 2 2 2 2 0 9 9 9 9 9 9
9 9 9 9 9 0 2 2 2 2 2 2 2 0 9 9 9 9 9 9
9 9 9 9 9 0 2 2 2 2 2 2 2 0 9 9 9 9 9 9
9 9 9 9 9 0 2 2 2 2 2 2 2 0 9 9 9 9 9 9
```

선인장

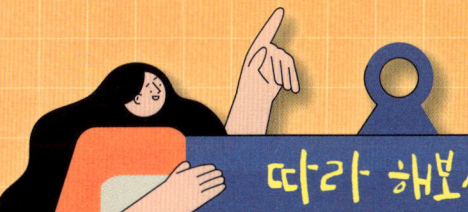
따라 해보세요

숫자판은 가로세로 20*20으로 되어 있습니다.
무궁화 그림은 기초적인 숫자를 학습할 수 있게
10, 11, 12, 13, 14, 15로 구성되어 있으며, 해당 숫자를 찾으면 됩니다.
색깔이 지정된 숫자를 찾으면서 집중력이 향상되고,
숫자에 대한 인지를 높일 수 있습니다.
또한, 가위질과 풀을 붙이는 과정에서 소근육도 발달시킬 수 있습니다.

❶ 숫자가 적힌 색종이를 오리고, 숫자판에 해당 숫자를 찾아서 붙입니다.

❷ 숫자대로 색종이를 붙이면 무궁화 그림이 완성됩니다!

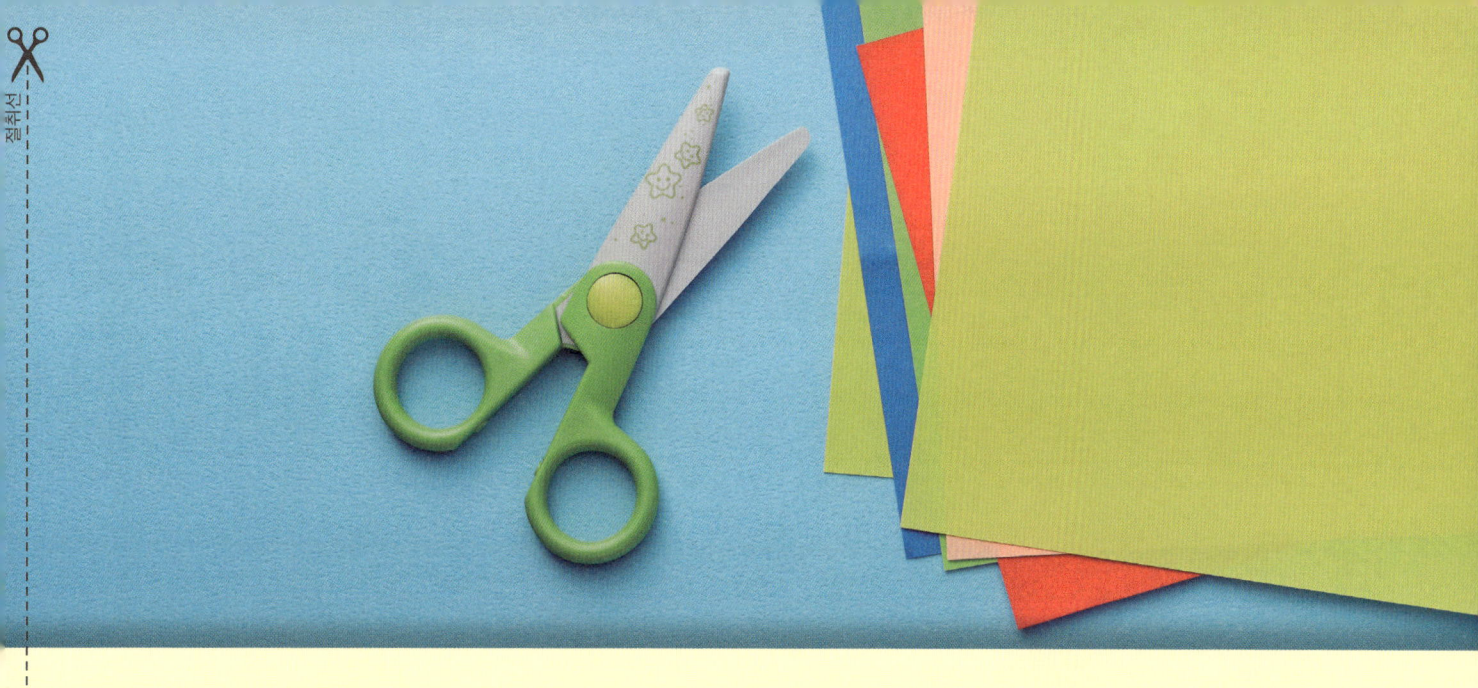

| 10번 | 11번 | 12번 | 13번 | 14번 | 15번 |

15	15	15	15	15	15	15	15	15	15	15	15	15	15	15	15	15	15	15	15
15	15	15	15	15	15	15	10	10	15	10	10	15	15	15	15	15	15	15	15
15	15	10	10	10	15	10	11	11	10	11	11	10	15	10	10	10	15	15	15
15	15	10	12	12	10	11	11	11	10	11	11	11	10	12	12	10	15	15	15
15	15	10	12	12	10	11	11	11	11	11	11	11	10	12	12	10	15	15	15
15	15	15	10	10	10	11	11	11	11	11	11	11	10	10	10	15	15	15	15
15	15	10	11	11	11	10	11	11	11	11	11	10	11	11	11	10	15	15	15
15	10	11	11	11	11	11	10	13	14	13	10	11	11	11	11	11	10	15	15
15	10	11	11	11	11	11	13	13	14	13	13	11	11	11	11	11	10	15	15
15	15	10	10	11	11	11	14	14	14	14	14	11	11	11	10	10	15	15	15
15	10	11	11	11	11	11	13	13	14	13	13	11	11	11	11	11	10	15	15
15	10	11	11	11	11	11	10	13	14	13	10	11	11	11	11	11	10	15	15
15	15	10	11	11	11	10	11	11	11	11	11	10	11	11	11	10	15	15	15
15	15	15	10	10	10	11	11	11	11	11	11	11	10	10	10	15	15	15	15
15	15	10	12	12	10	11	11	11	11	11	11	11	10	12	12	10	15	15	15
15	15	10	12	12	10	11	11	11	10	11	11	11	10	12	12	10	15	15	15
15	15	10	10	10	15	10	11	11	10	11	11	10	15	10	10	10	15	15	15
15	15	15	15	15	15	15	10	10	15	10	10	15	15	15	15	15	15	15	15
15	15	15	15	15	15	15	15	15	15	15	15	15	15	15	15	15	15	15	15
15	15	15	15	15	15	15	15	15	15	15	15	15	15	15	15	15	15	15	15

무궁화

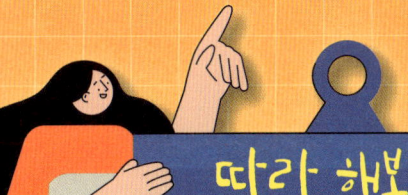
따라 해보세요

숫자판은 가로세로 20*20으로 되어 있습니다.
연꽃 그림은 기초적인 숫자를 학습할 수 있게
20, 21, 22, 23, 24, 25로 구성되어 있으며, 해당 숫자를 찾으면 됩니다.
색깔이 지정된 숫자를 찾으면서 집중력이 향상되고,
숫자에 대한 인지를 높일 수 있습니다.
또한, 가위질과 풀을 붙이는 과정에서 소근육도 발달시킬 수 있습니다.

❶ 숫자가 적힌 색종이를 오리고, 숫자판에 해당 숫자를 찾아서 붙입니다.

❷ 숫자대로 색종이를 붙이면 연꽃 그림이 완성됩니다!

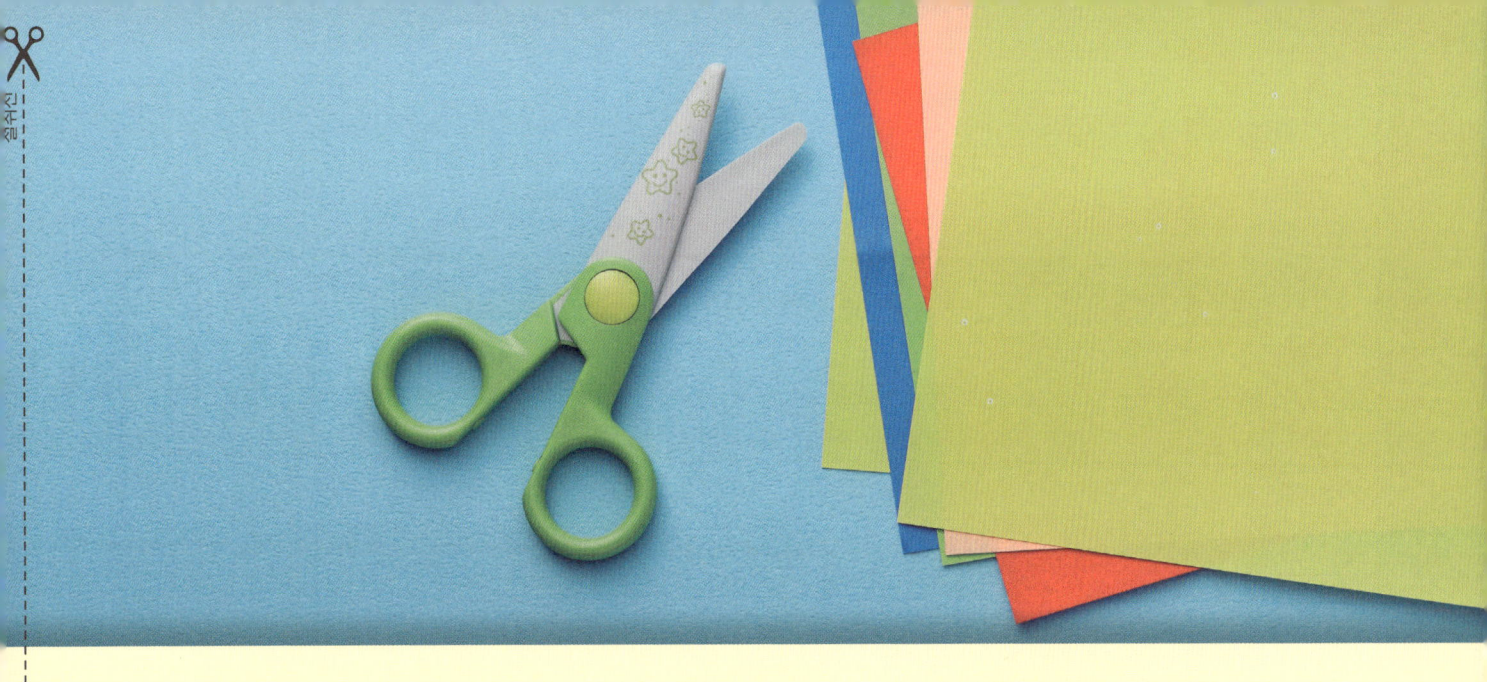

| 20번 | 21번 | 22번 | 23번 | 24번 | 25번 |

25	20	25	25	25	25	25	25	25	20	20	25	25	25	25	25	25	20	25
20	21	20	25	25	25	25	25	20	21	21	20	25	25	25	25	25	20	21	20
20	21	21	20	25	25	25	20	21	21	21	21	20	25	25	25	20	21	21	20
25	20	21	21	20	25	20	21	21	21	21	21	21	20	25	20	21	21	20	25
25	20	21	21	21	20	21	21	21	21	21	21	21	21	20	21	21	21	20	25
25	20	22	22	22	20	22	22	22	22	22	22	22	22	20	22	22	22	20	25
20	22	22	22	20	22	22	22	22	22	22	22	22	22	20	22	22	22	20
20	22	22	22	20	22	22	22	22	22	22	22	22	22	20	22	22	22	20
20	22	22	22	22	20	22	22	22	22	22	22	22	22	20	22	22	22	20
20	22	22	22	22	20	22	22	22	22	22	22	22	22	20	22	22	22	20
25	20	22	22	22	20	22	22	22	22	22	22	22	22	20	22	22	20	25
25	20	22	22	20	22	22	22	20	20	20	20	22	22	22	20	22	22	20	25
25	20	20	22	20	22	22	20	20	24	24	20	20	22	22	20	22	20	20	25
25	20	23	20	20	22	22	20	24	24	24	24	20	22	22	20	20	23	23	20
25	20	23	23	20	20	20	20	24	24	24	24	20	20	20	20	23	23	23	20
25	20	23	23	23	23	20	23	20	24	24	20	23	23	23	20	23	23	23	20
25	20	23	23	23	23	20	23	23	20	20	23	23	23	23	20	23	23	23	20
25	25	20	20	23	20	23	23	23	23	23	20	23	23	23	23	20	23	20	25
25	25	25	20	20	20	20	23	23	23	23	20	20	23	23	20	20	20	20	25
25	25	25	25	25	25	25	20	20	20	20	25	25	20	20	25	25	25	25	25

연꽃

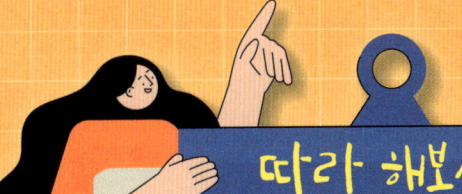
따라 해보세요

숫자판은 가로세로 20*20으로 되어 있습니다.

코스모스 그림은 기초적인 숫자를 학습할 수 있게
30, 31, 32, 33, 34, 35로 구성되어 있으며, 해당 숫자를 찾으면 됩니다.

색깔이 지정된 숫자를 찾으면서 집중력이 향상되고,

숫자에 대한 인지를 높일 수 있습니다.

또한, 가위질과 풀을 붙이는 과정에서 소근육도 발달시킬 수 있습니다.

❶ 숫자가 적힌 색종이를 오리고, 숫자판에 해당 숫자를 찾아서 붙입니다.

❷ 숫자대로 색종이를 붙이면 코스모스 그림이 완성됩니다!

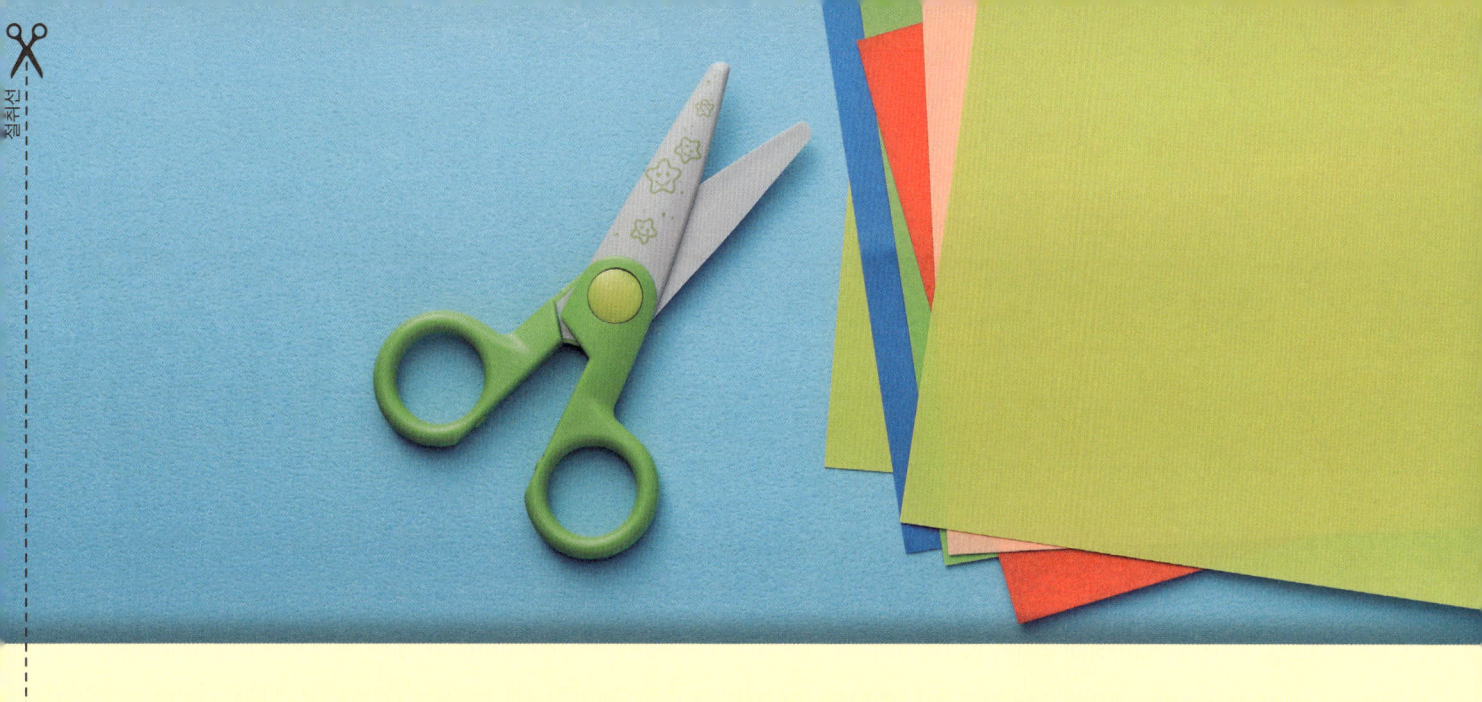

| 30번 | 31번 | 32번 | 33번 | 34번 | 35번 |

35	35	35	35	32	32	35	35	35	35	35	35	32	32	35	35	35	35	35	35
35	35	35	35	32	30	30	35	35	35	35	31	31	32	35	35	35	35	35	35
35	35	32	32	30	30	30	30	35	35	31	31	31	30	32	32	35	35	35	35
35	35	32	31	31	30	30	30	35	35	31	31	30	30	30	32	35	35	35	35
35	35	32	31	31	31	30	30	35	35	31	31	30	30	30	35	35	35	35	35
35	35	35	35	31	31	31	30	30	31	31	30	30	30	30	35	35	35	35	35
35	35	35	35	35	31	31	31	30	31	30	30	35	35	35	35	35	35	35	35
35	35	32	30	30	30	30	30	33	33	31	31	31	31	31	35	35	35	35	35
35	35	32	30	30	30	30	30	33	33	30	30	31	31	31	31	32	35	35	35
35	35	35	30	30	30	31	31	30	31	30	30	30	31	31	32	35	35	35	35
35	35	35	35	31	31	31	30	30	31	31	30	30	30	30	35	35	35	35	35
35	35	32	31	31	31	31	30	30	31	31	34	30	30	30	30	35	35	35	35
35	35	32	31	31	31	35	30	30	31	31	31	34	30	30	32	35	35	35	35
35	35	35	32	35	35	35	30	30	30	31	32	35	34	32	32	35	35	35	35
35	35	35	35	35	35	35	32	30	30	32	32	35	35	34	35	35	35	35	35
35	35	35	35	35	35	35	35	32	32	35	35	35	35	35	34	35	35	35	35
35	35	35	35	35	35	35	35	35	35	35	35	35	35	35	34	35	35	35	35
35	35	35	35	35	35	35	35	35	35	35	35	35	35	35	34	35	35	35	35
35	35	35	35	35	35	35	35	35	35	35	35	35	35	35	34	35	35	35	35
35	35	35	35	35	35	35	35	35	35	35	35	35	35	35	34	34	35	35	35

코스모스

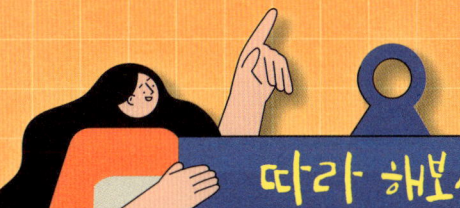

따라 해보세요

숫자판은 가로세로 20*20으로 되어 있습니다.
나팔꽃 그림은 기초적인 숫자를 학습할 수 있게
40, 41, 42, 43, 44로 구성되어 있으며, 해당 숫자를 찾으면 됩니다.
색깔이 지정된 숫자를 찾으면서 집중력이 향상되고,
숫자에 대한 인지를 높일 수 있습니다.
또한, 가위질과 풀을 붙이는 과정에서 소근육도 발달시킬 수 있습니다.

❶ 숫자가 적힌 색종이를 오리고, 숫자판에 해당 숫자를 찾아서 붙입니다.

❷ 숫자대로 색종이를 붙이면 나팔꽃 그림이 완성됩니다!

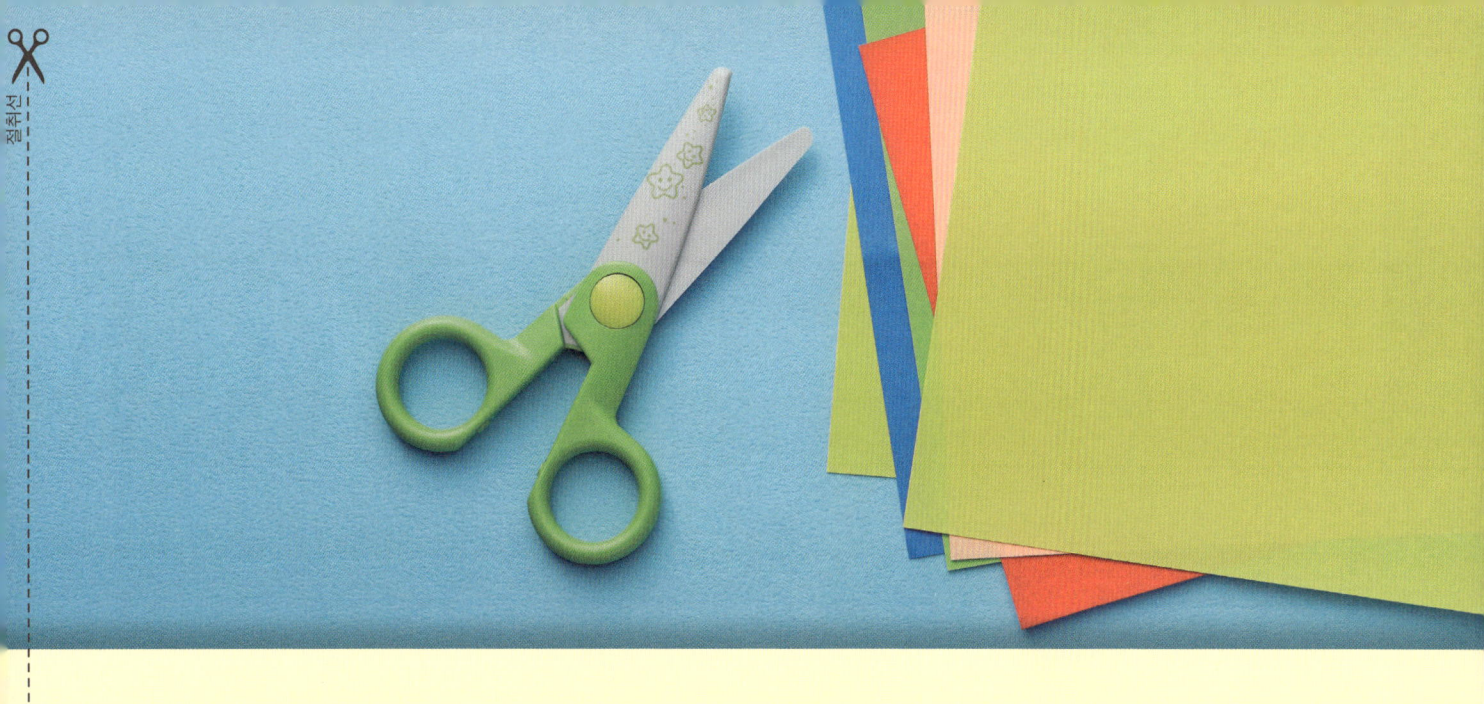

40번	41번	42번	43번	44번	

44	44	44	44	44	44	44	44	44	44	44	44	44	44	44	44	44	44	44	44
44	44	44	44	44	44	44	44	44	40	40	44	44	44	44	44	44	44	44	44
44	44	44	44	44	44	44	40	41	41	40	44	44	44	44	44	44	44	44	44
44	44	44	44	44	44	44	40	41	41	41	41	40	44	44	44	44	44	44	44
44	44	44	40	40	40	44	40	41	41	41	41	40	44	40	40	40	44	44	44
44	44	40	41	41	41	40	41	41	41	41	41	41	40	41	41	41	40	44	44
44	40	41	41	41	41	41	40	41	40	40	41	40	41	41	41	41	41	40	44
44	40	41	41	41	41	41	41	40	42	42	40	41	41	41	41	41	41	40	44
44	44	40	41	41	41	40	40	42	42	42	42	40	40	41	41	41	40	44	44
44	44	44	40	40	40	41	41	40	42	42	40	41	41	40	40	40	44	44	44
44	44	44	44	40	41	41	41	41	40	40	41	41	41	41	40	44	44	44	44
44	44	44	40	41	41	41	41	41	40	41	41	41	41	41	40	44	44	44	44
44	44	44	40	41	41	41	41	41	40	40	41	41	41	41	40	44	44	44	44
44	44	44	44	40	41	41	41	40	43	43	40	41	41	41	40	44	44	44	44
44	44	44	44	44	40	40	40	43	43	43	43	40	40	40	44	44	44	44	44
44	44	44	44	44	44	44	43	43	43	43	43	44	44	44	44	44	44	44	44
44	44	44	44	44	44	44	43	43	43	43	43	44	44	44	44	44	44	44	44
44	44	44	44	44	44	44	44	43	43	43	44	44	44	44	44	44	44	44	44
44	44	44	44	44	44	44	44	44	43	44	44	44	44	44	44	44	44	44	44
44	44	44	44	44	44	44	44	44	43	44	44	44	44	44	44	44	44	44	44

나팔꽃

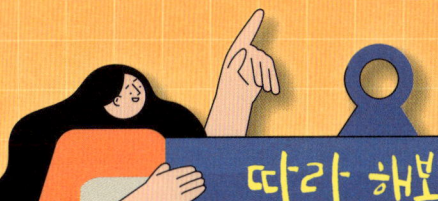
따라 해보세요

숫자판은 가로세로 20*20으로 되어 있습니다.
튤립 그림은 기초적인 숫자를 학습할 수 있게
55, 56, 57, 58, 59로 구성되어 있으며, 해당 숫자를 찾으면 됩니다.
색깔이 지정된 숫자를 찾으면서 집중력이 향상되고,
숫자에 대한 인지를 높일 수 있습니다.
또한, 가위질과 풀을 붙이는 과정에서 소근육도 발달시킬 수 있습니다.

❶ 숫자가 적힌 색종이를 오리고, 숫자판에 해당 숫자를 찾아서 붙입니다.

❷ 숫자대로 색종이를 붙이면 튤립 그림이 완성됩니다!

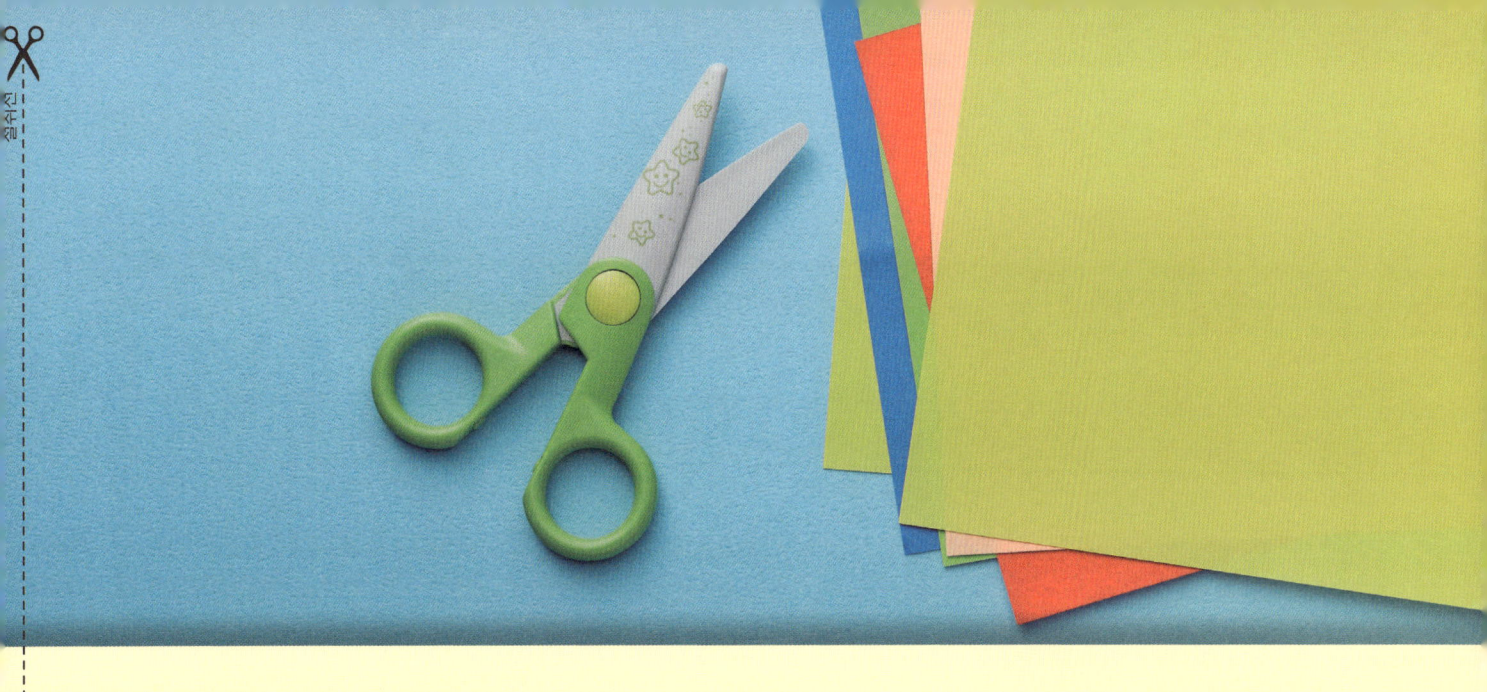

| 55번 | 56번 | 57번 | 58번 | 59번 |

59	59	59	59	59	59	59	59	59	55	55	55	59	59	59	59	59	59	59	59
59	55	55	55	59	59	59	59	55	56	56	56	55	59	59	59	55	55	55	59
55	56	56	56	55	55	59	55	56	56	56	56	56	56	55	59	55	56	56	55
55	56	56	56	56	55	55	55	56	56	56	56	56	56	55	55	55	56	56	55
59	55	56	56	56	56	55	56	56	56	56	56	56	56	55	56	56	56	55	59
59	59	55	56	56	56	55	56	56	56	56	56	56	56	55	56	56	56	55	59
59	59	55	56	56	56	55	56	56	56	56	56	56	56	55	56	56	56	55	59
59	59	59	55	56	56	55	56	56	56	56	56	56	56	55	56	56	55	59	59
59	59	59	55	56	55	56	56	56	56	56	56	56	56	55	56	55	59	59	59
59	59	59	55	56	55	56	56	56	56	56	56	56	56	55	56	55	59	59	59
59	59	59	55	56	55	56	56	56	56	56	56	56	56	55	56	55	59	59	59
59	59	59	55	56	56	55	56	56	56	56	56	56	56	55	56	55	59	59	59
59	59	59	55	56	56	55	56	56	56	56	56	56	56	55	56	55	59	59	59
59	59	59	59	55	56	56	55	56	56	56	56	56	55	56	56	55	59	59	59
59	59	59	59	59	55	55	55	56	56	56	56	55	55	55	55	59	59	59	59
59	59	59	58	58	58	59	59	55	55	55	55	59	58	58	58	59	59	59	59
59	59	59	58	57	57	58	59	59	57	57	59	59	58	57	57	58	59	59	59
59	59	59	58	58	57	58	58	59	57	57	59	58	57	58	58	58	59	59	59
59	59	59	59	58	58	57	58	59	57	57	57	57	58	58	59	59	59	59	59
59	59	59	59	59	58	58	57	57	57	57	57	58	58	59	59	59	59	59	59

튤립

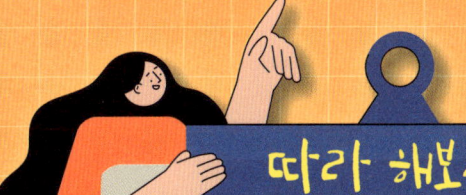

따라 해보세요

숫자판은 가로세로 20*20으로 되어 있습니다.

동백꽃 그림은 기초적인 숫자를 학습할 수 있게

65, 66, 67, 68, 69로 구성되어 있으며, 해당 숫자를 찾으면 됩니다.

색깔이 지정된 숫자를 찾으면서 집중력이 향상되고,

숫자에 대한 인지를 높일 수 있습니다.

또한, 가위질과 풀을 붙이는 과정에서 소근육도 발달시킬 수 있습니다.

❶ 숫자가 적힌 색종이를 오리고, 숫자판에 해당 숫자를 찾아서 붙입니다.

❷ 숫자대로 색종이를 붙이면 동백꽃 그림이 완성됩니다!

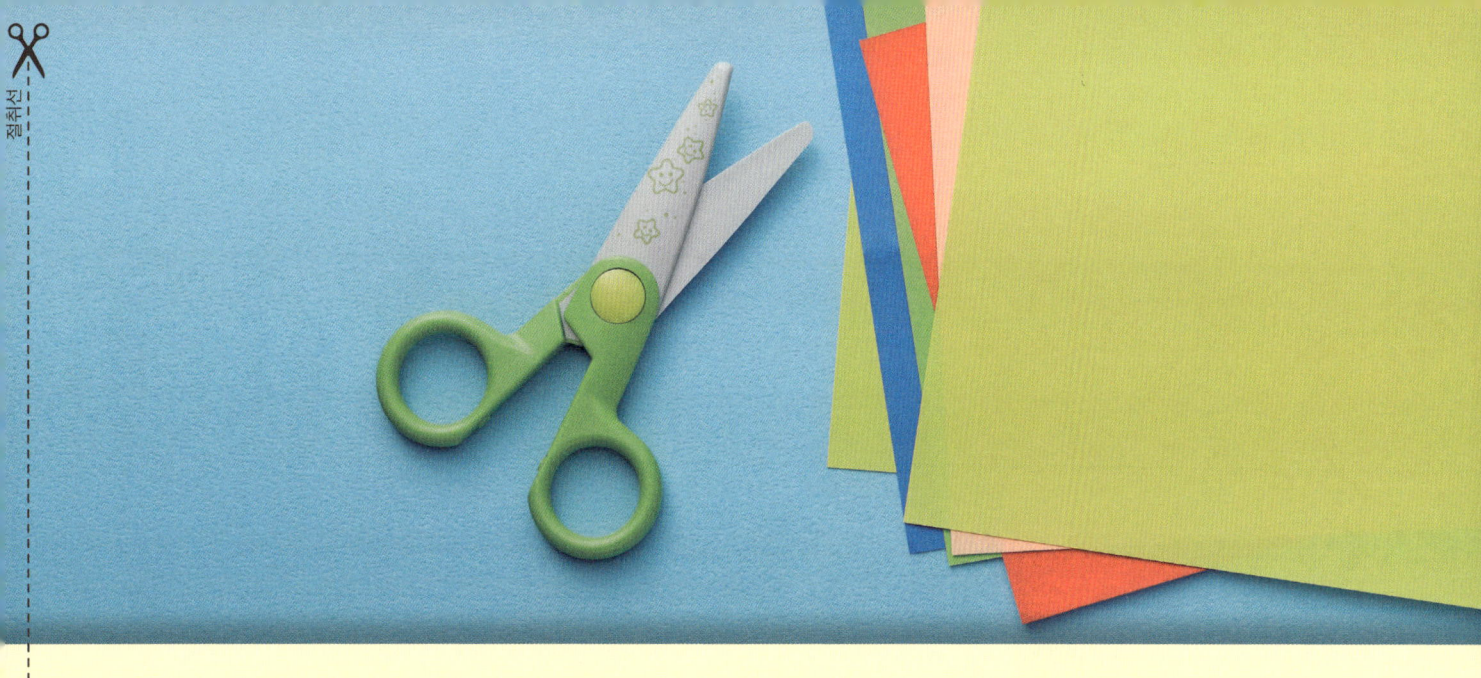

| 65번 | 66번 | 67번 | 68번 | 69번 |

동백꽃

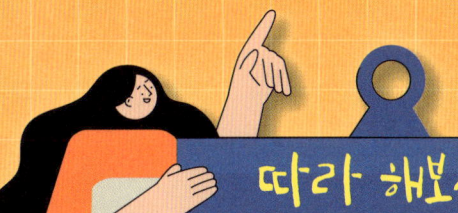
따라 해보세요

숫자판은 가로세로 20*20으로 되어 있습니다.
해바라기 그림은 기초적인 숫자를 학습할 수 있게
75, 76, 77, 78, 79로 구성되어 있으며, 해당 숫자를 찾으면 됩니다.
색깔이 지정된 숫자를 찾으면서 집중력이 향상되고,
숫자에 대한 인지를 높일 수 있습니다.
또한, 가위질과 풀을 붙이는 과정에서 소근육도 발달시킬 수 있습니다.

❶ 숫자가 적힌 색종이를 오리고, 숫자판에 해당 숫자를 찾아서 붙입니다.

❷ 숫자대로 색종이를 붙이면 해바라기 그림이 완성됩니다!

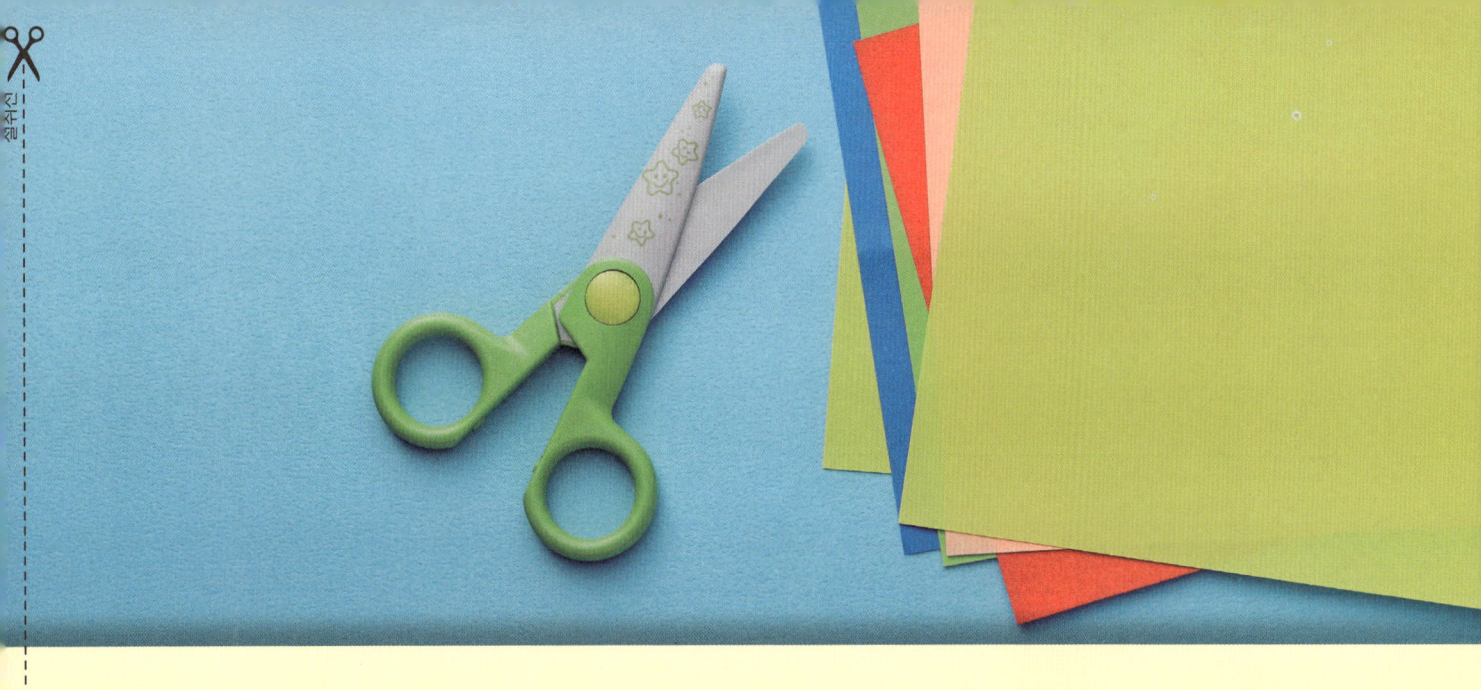

| 75번 | 76번 | 77번 | 78번 | 79번 |

75	79	79	79	75	75	79	79	79	79	79	79	79	75	75	79	79	79	79	75
75	75	79	79	79	75	79	79	79	79	79	79	79	75	79	79	79	79	75	75
79	75	75	75	79	79	75	75	79	79	79	75	75	79	79	75	75	75	75	79
79	75	75	75	75	79	75	75	75	79	75	75	75	79	79	75	75	75	75	79
79	79	75	75	75	79	79	75	75	79	75	75	79	79	75	75	75	75	79	79
79	79	79	75	75	75	79	75	75	79	75	75	79	75	75	75	75	75	79	79
79	79	79	79	79	75	75	79	76	76	76	79	75	75	79	79	79	79	79	79
75	75	75	75	75	75	79	77	76	77	76	77	79	75	75	75	75	75	75	79
79	79	75	75	75	75	76	76	76	76	76	76	76	75	75	75	75	75	75	75
79	79	79	79	79	79	76	77	76	77	76	77	76	79	79	75	79	79	79	79
75	75	75	75	75	75	76	76	76	76	76	76	76	75	75	75	75	75	79	79
79	79	75	75	75	75	79	77	76	77	76	77	79	75	75	75	75	75	75	75
79	79	79	79	79	79	75	79	76	76	76	79	75	79	79	79	79	79	79	79
79	79	79	79	75	75	79	75	75	78	75	79	75	75	79	79	79	79	79	79
79	79	79	75	75	75	79	75	75	78	75	75	79	75	75	79	79	79	79	79
79	79	75	75	75	79	79	75	75	78	75	75	79	79	75	75	75	79	79	79
79	75	75	75	79	79	75	75	75	78	75	75	79	79	79	75	75	75	79	79
79	75	75	79	79	79	75	75	75	78	75	75	79	79	79	79	75	75	79	79
79	75	79	79	79	79	79	79	75	78	75	79	79	79	79	79	79	75	79	79
79	79	79	79	79	79	79	79	79	78	79	79	79	79	79	79	79	79	79	79

해바라기

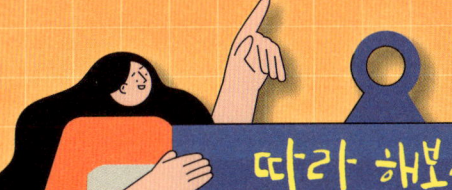

따라 해보세요

숫자판은 가로세로 20*20으로 되어 있습니다.

사과나무 그림은 기초적인 숫자를 학습할 수 있게 85, 86, 87, 88, 89로 구성되어 있으며, 해당 숫자를 찾으면 됩니다.

색깔이 지정된 숫자를 찾으면서 집중력이 향상되고, 숫자에 대한 인지를 높일 수 있습니다.

또한, 가위질과 풀을 붙이는 과정에서 소근육도 발달시킬 수 있습니다.

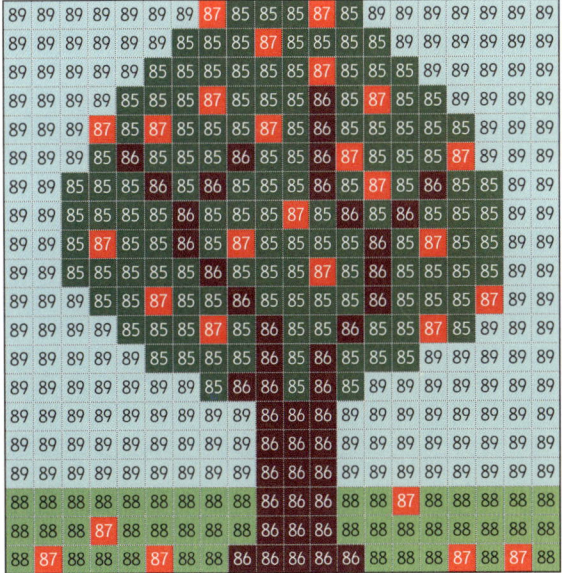

❶ 숫자가 적힌 색종이를 오리고, 숫자판에 해당 숫자를 찾아서 붙입니다.

❷ 숫자대로 색종이를 붙이면 사과나무 그림이 완성됩니다!

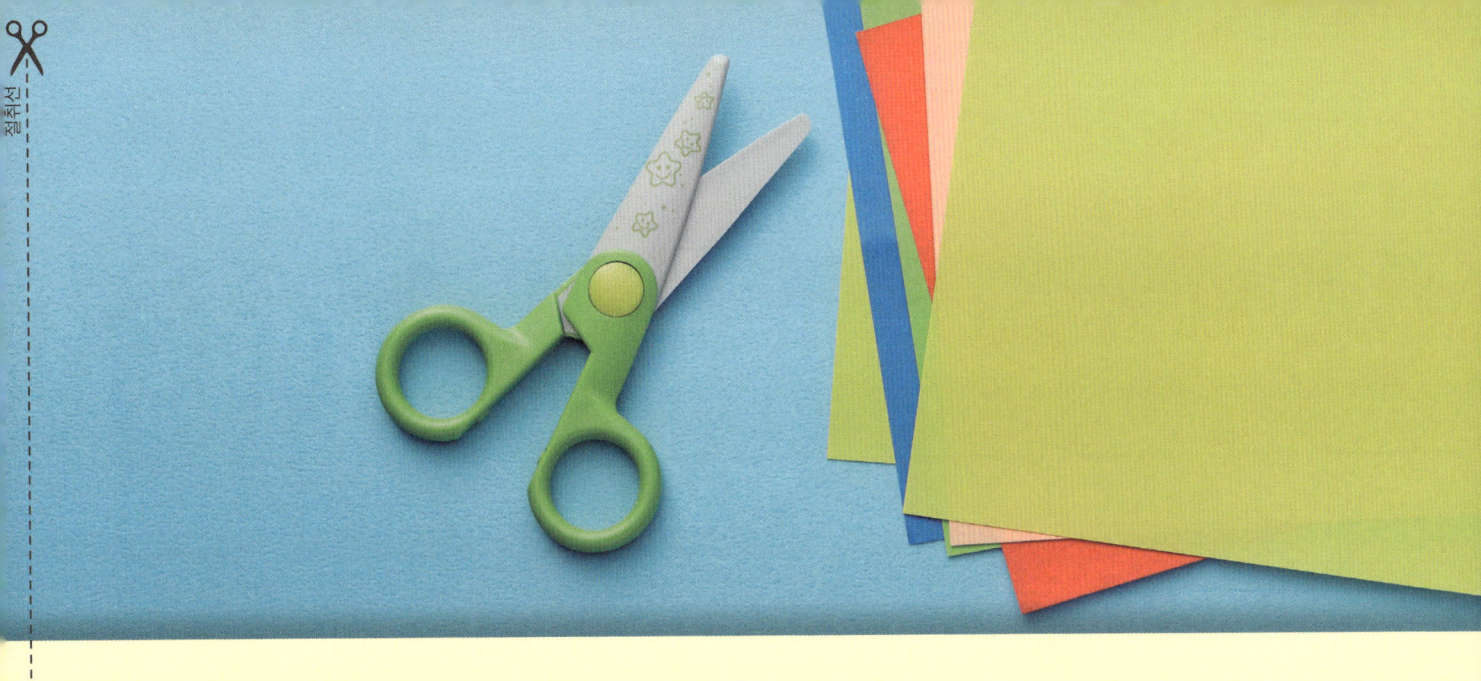

| 85번 | 86번 | 87번 | 88번 | 89번 |

89	89	89	89	89	89	89	87	85	85	85	87	85	89	89	89	89	89	89	89
89	89	89	89	89	89	85	85	85	87	85	85	85	85	89	89	89	89	89	89
89	89	89	89	89	85	85	85	85	85	85	87	85	85	85	89	89	89	89	89
89	89	89	89	85	85	85	87	85	85	85	86	85	87	85	85	89	89	89	89
89	89	89	87	85	87	85	85	85	87	85	86	85	85	85	85	85	89	89	89
89	89	89	85	86	85	85	85	86	85	85	86	87	85	85	85	87	89	89	89
89	89	85	85	85	86	85	86	85	85	85	86	85	87	85	86	85	85	89	89
89	89	85	85	85	85	86	85	85	85	87	85	86	85	86	85	85	85	89	89
89	89	85	87	85	85	86	85	87	85	85	85	85	86	85	87	85	85	89	89
89	89	85	85	85	85	85	86	85	85	85	87	85	86	85	85	85	85	89	89
89	89	89	85	85	87	85	85	86	85	85	85	85	86	85	85	85	87	89	89
89	89	89	89	85	85	85	87	85	86	85	85	86	85	85	87	85	89	89	89
89	89	89	89	89	85	85	85	85	86	85	86	85	85	85	89	89	89	89	89
89	89	89	89	89	89	89	85	86	86	85	86	85	89	89	89	89	89	89	89
89	89	89	89	89	89	89	89	89	86	86	86	89	89	89	89	89	89	89	89
89	89	89	89	89	89	89	89	89	86	86	86	89	89	89	89	89	89	89	89
89	89	89	89	89	89	89	89	89	86	86	86	89	89	89	89	89	89	89	89
88	88	88	88	88	88	88	88	88	86	86	86	88	88	88	87	88	88	88	88
88	88	88	87	88	88	88	88	88	86	86	86	88	88	88	88	88	88	88	88
88	87	88	88	88	87	88	88	86	86	86	86	86	88	88	88	87	88	87	88

사과나무

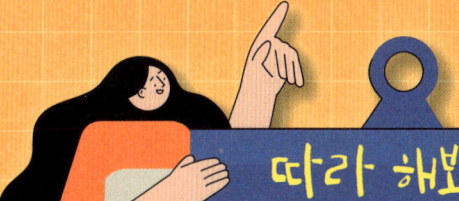

따라 해보세요

숫자판은 가로세로 20*20으로 되어 있습니다.

야자수 그림은 기초적인 숫자를 학습할 수 있게
94, 95, 96, 97, 98, 99로 구성되어 있으며, 해당 숫자를 찾으면 됩니다.

색깔이 지정된 숫자를 찾으면서 집중력이 향상되고,

숫자에 대한 인지를 높일 수 있습니다.

또한, 가위질과 풀을 붙이는 과정에서 소근육도 발달시킬 수 있습니다.

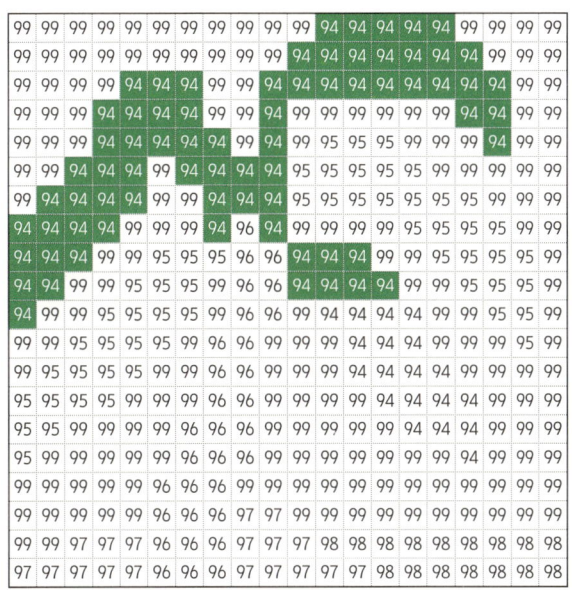

❶ 숫자가 적힌 색종이를 오리고, 숫자판에 해당 숫자를 찾아서 붙입니다.

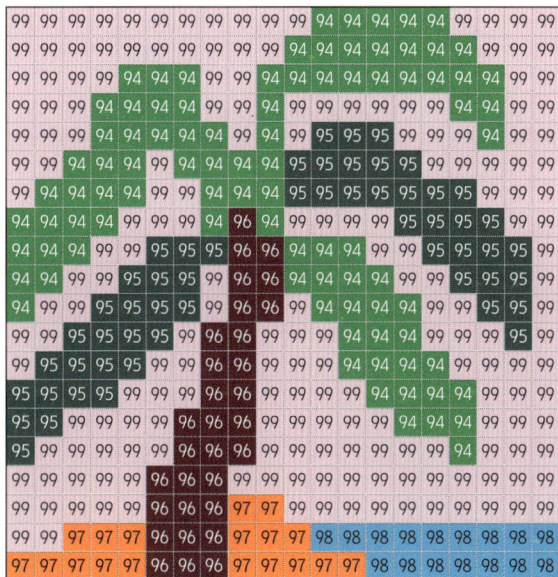

❷ 숫자대로 색종이를 붙이면 야자수 그림이 완성됩니다!

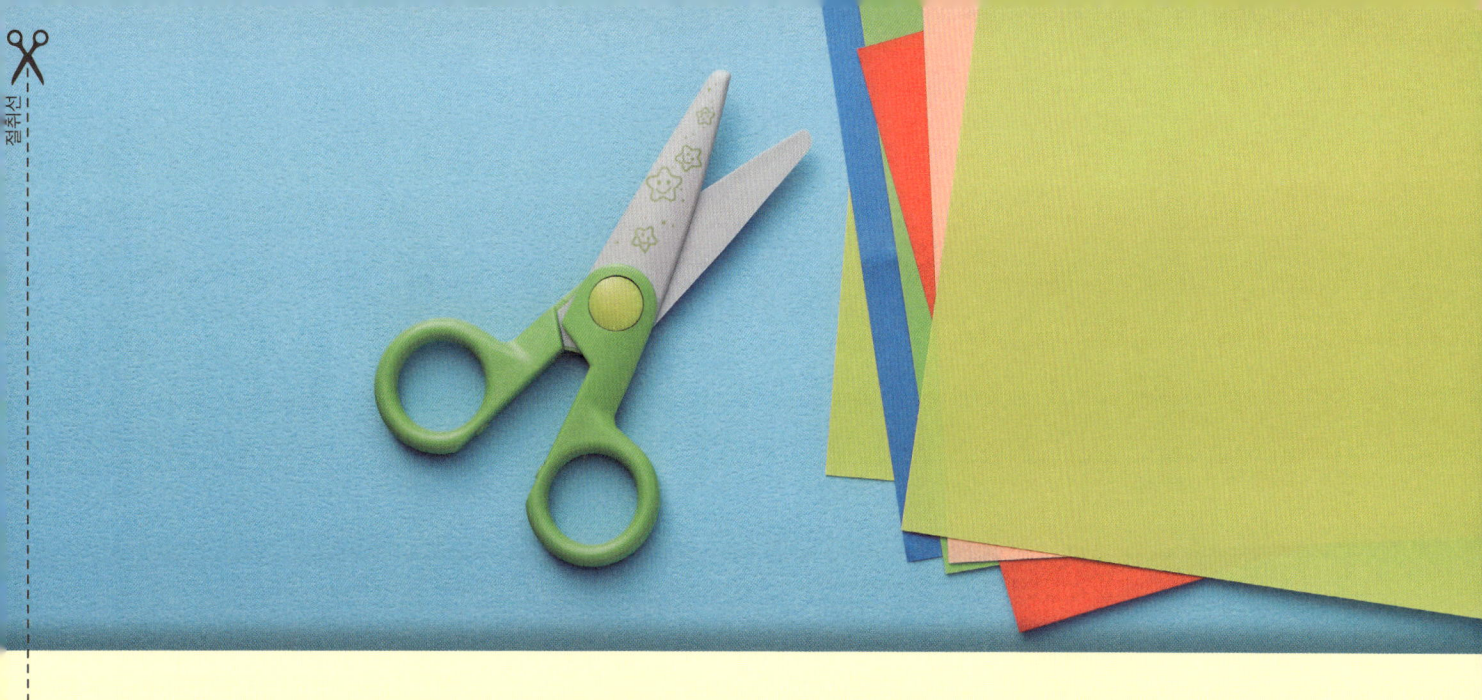

94번	95번	96번	97번	98번	99번

99	99	99	99	99	99	99	99	99	99	99	94	94	94	94	94	99	99	99	99
99	99	99	99	99	99	99	99	99	99	94	94	94	94	94	94	94	99	99	99
99	99	99	99	94	94	94	99	99	94	94	94	94	94	94	94	94	94	99	99
99	99	99	94	94	94	94	99	99	94	99	99	99	99	99	99	94	94	99	99
99	99	99	94	94	94	94	94	99	94	99	95	95	95	99	99	99	94	99	99
99	99	94	94	94	99	94	94	94	95	95	95	95	95	99	99	99	99	99	99
99	94	94	94	94	99	99	94	94	95	95	95	95	95	95	95	99	99	99	99
94	94	94	94	99	99	99	94	96	94	99	99	99	95	95	95	95	99	99	99
94	94	94	99	99	95	95	95	96	96	94	94	99	99	95	95	95	95	95	99
94	94	99	99	95	95	95	99	96	96	94	94	94	94	99	99	95	95	95	99
94	99	99	95	95	95	95	99	96	96	99	94	94	94	94	99	99	95	95	99
99	99	99	95	95	95	95	99	96	96	99	99	94	94	94	99	99	99	95	99
99	95	95	95	95	99	99	96	96	99	99	99	94	94	94	99	99	99	99	99
95	95	95	95	99	99	99	96	96	99	99	99	99	94	94	94	94	99	99	99
95	95	99	99	99	99	96	96	96	99	99	99	99	99	94	94	94	99	99	99
95	99	99	99	99	99	96	96	96	99	99	99	99	99	99	94	99	99	99	99
99	99	99	99	99	96	96	96	99	99	99	99	99	99	99	99	99	99	99	99
99	99	99	99	99	96	96	96	97	97	99	99	99	99	99	99	99	99	99	99
99	99	97	97	97	96	96	96	97	97	97	98	98	98	98	98	98	98	98	98
97	97	97	97	97	96	96	96	97	97	97	97	98	98	98	98	98	98	98	98

야자수

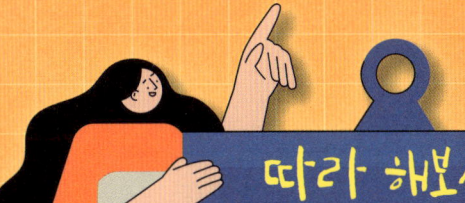
따라 해보세요

숫자판은 가로세로 20*20으로 되어 있습니다.
네잎클로버 그림은 홀수의 개념을 학습할 수 있게
1, 3, 5, 7, 9로 구성되어 있으며, 해당 숫자를 찾으면 됩니다.
색깔이 지정된 숫자를 찾으면서 집중력이 향상되고,
숫자에 대한 인지를 높일 수 있습니다.
또한, 가위질과 풀을 붙이는 과정에서 소근육도 발달시킬 수 있습니다.

❶ 숫자가 적힌 색종이를 오리고, 숫자판에 해당 숫자를 찾아서 붙입니다.

❷ 숫자대로 색종이를 붙이면 네잎클로버 그림이 완성됩니다!

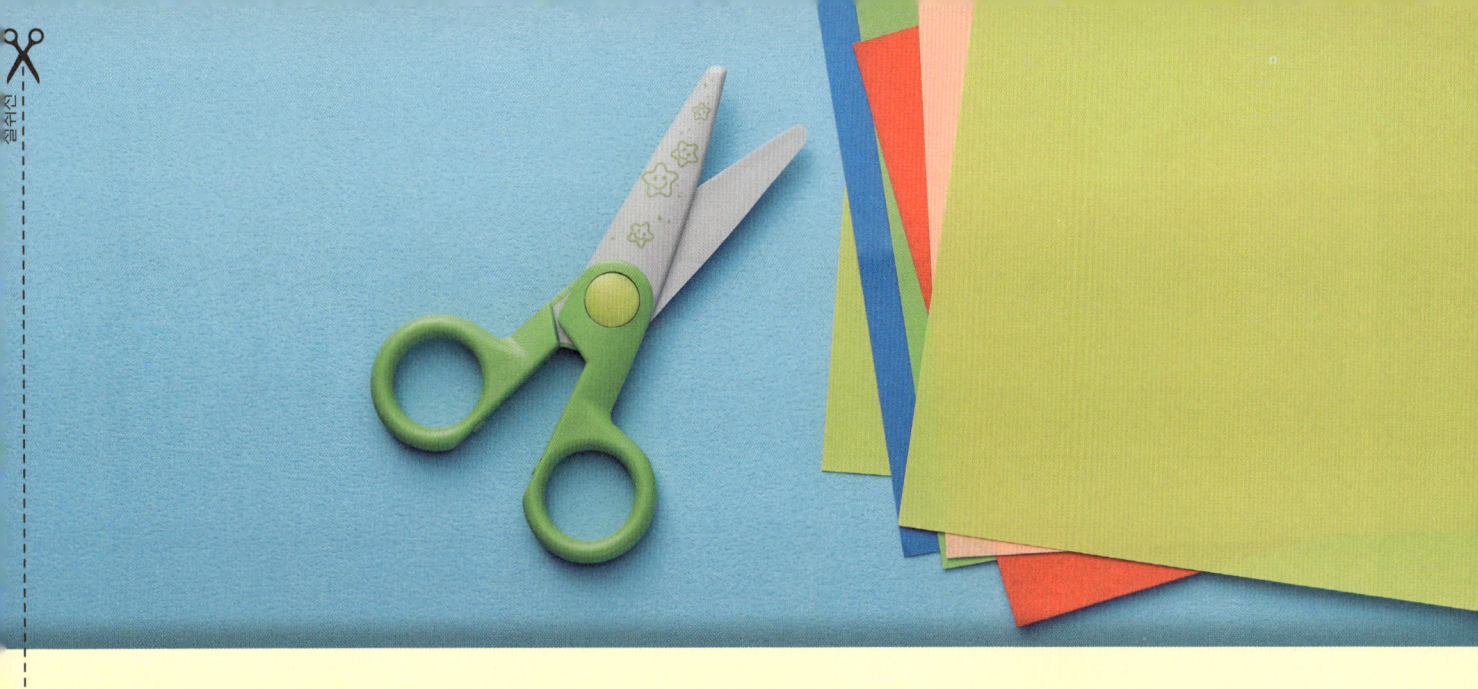

1번 (dark green)		3번 (light green)		5번 (dark)		7번 (pink)		9번 (yellow)	

7	7	7	7	7	7	7	7	7	7	7	7	7	7	7	7	7	7	7	7
7	7	7	1	1	1	1	7	7	7	7	7	1	1	1	1	7	7	7	7
7	7	1	3	3	3	3	1	7	7	7	7	1	5	5	5	5	1	7	7
7	1	3	3	3	3	3	3	1	7	7	1	5	5	5	5	5	5	1	7
7	1	3	3	3	3	3	3	1	7	7	1	5	5	5	5	5	5	1	7
7	1	3	3	3	3	3	3	1	7	7	1	5	5	5	5	5	5	1	7
7	7	1	3	3	3	3	1	7	1	7	7	1	5	5	5	5	1	7	7
7	7	7	1	1	1	1	7	7	1	7	7	7	1	1	1	1	7	7	7
7	7	7	7	7	7	1	1	1	1	1	1	1	7	7	7	7	7	7	7
9	9	9	1	1	1	1	9	9	1	9	9	9	1	1	1	1	9	9	9
9	9	1	5	5	5	5	1	9	1	9	1	1	3	3	3	3	1	9	9
9	1	5	5	5	5	5	5	1	1	9	1	3	3	3	3	3	3	1	9
9	1	5	5	5	5	5	5	1	1	9	1	3	3	3	3	3	3	1	9
9	1	5	5	5	5	5	5	1	1	1	1	3	3	3	3	3	3	1	9
9	9	1	5	5	5	5	1	9	9	9	1	3	3	3	3	3	1	9	9
9	9	9	1	1	1	1	9	9	1	9	9	9	1	1	1	1	9	9	9
9	9	9	9	9	9	9	9	1	9	9	9	9	9	9	9	9	9	9	9
9	9	9	9	9	9	9	9	1	1	9	9	9	9	9	9	9	9	9	9
9	9	9	9	9	9	9	9	9	1	9	9	9	9	9	9	9	9	9	9
9	9	9	9	9	9	9	9	9	1	1	1	1	9	9	9	9	9	9	9

네잎클로버

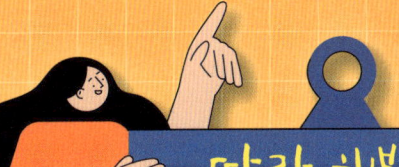

숫자판은 가로세로 20*20으로 되어 있습니다.
단풍 그림은 짝수의 개념을 학습할 수 있게
2, 4, 6, 8로 구성되어 있으며, 해당 숫자를 찾으면 됩니다.
색깔이 지정된 숫자를 찾으면서 집중력이 향상되고,
숫자에 대한 인지를 높일 수 있습니다.
또한, 가위질과 풀을 붙이는 과정에서 소근육도 발달시킬 수 있습니다.

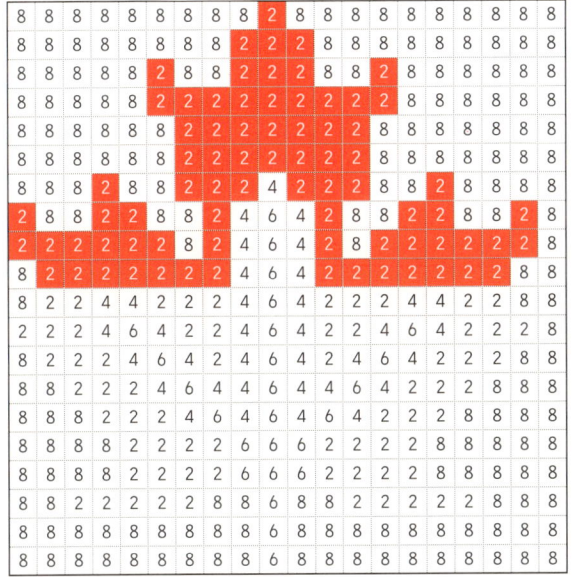

❶ 숫자가 적힌 색종이를 오리고, 숫자판에 해당 숫자를 찾아서 붙입니다.

❷ 숫자대로 색종이를 붙이면 단풍 그림이 완성됩니다!

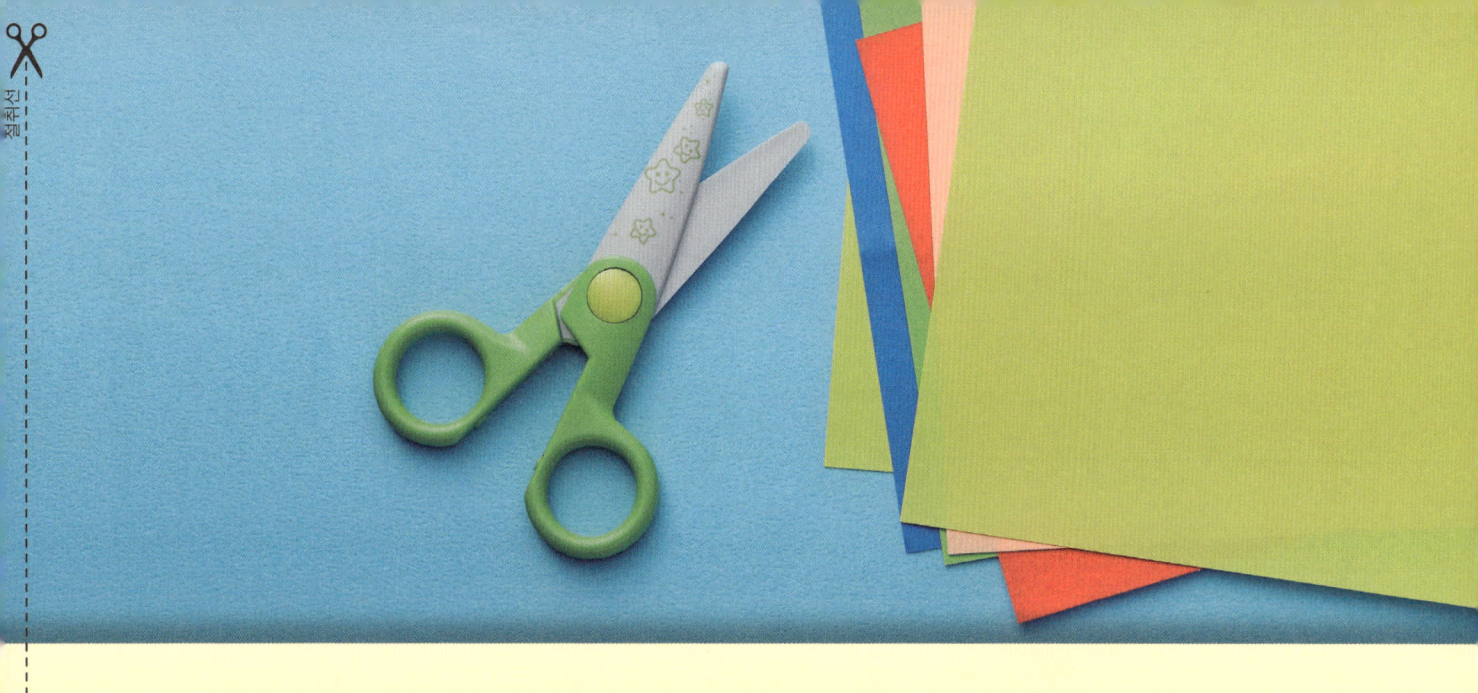

| 2번 | 4번 | 6번 | 8번 |

8	8	8	8	8	8	8	8	8	2	8	8	8	8	8	8	8	8	8
8	8	8	8	8	8	8	8	2	2	2	8	8	8	8	8	8	8	8
8	8	8	8	8	2	8	8	2	2	2	8	8	2	8	8	8	8	8
8	8	8	8	8	2	2	2	2	2	2	2	2	8	8	8	8	8	8
8	8	8	8	8	8	2	2	2	2	2	2	2	8	8	8	8	8	8
8	8	8	8	8	8	2	2	2	2	2	2	8	8	8	8	8	8	8
8	8	8	2	8	8	2	2	2	4	2	2	8	8	2	8	8	8	8
2	8	8	2	2	8	8	2	4	6	4	2	8	8	2	8	8	2	8
2	2	2	2	2	2	8	2	4	6	4	2	8	2	2	2	2	2	8
8	2	2	2	2	2	2	2	4	6	4	2	2	2	2	2	2	8	8
8	2	2	4	4	2	2	4	6	4	2	2	2	4	2	2	8	8	
2	2	2	4	6	4	2	2	4	6	4	2	2	4	6	4	2	2	8
8	2	2	2	4	6	4	2	4	6	4	2	4	6	4	2	2	8	8
8	8	2	2	2	4	6	4	4	6	4	4	6	4	2	2	8	8	8
8	8	8	2	2	2	4	6	4	6	4	6	4	2	2	8	8	8	8
8	8	8	8	2	2	2	2	6	6	6	2	2	2	8	8	8	8	8
8	8	8	8	2	2	2	2	6	6	6	2	2	2	8	8	8	8	8
8	8	2	2	2	2	2	8	8	6	8	8	2	2	2	2	2	8	8
8	8	8	8	8	8	8	8	8	6	8	8	8	8	8	8	8	8	8
8	8	8	8	8	8	8	8	8	6	8	8	8	8	8	8	8	8	8

단풍

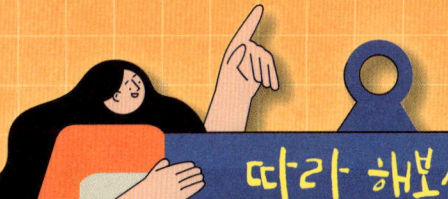

따라 해보세요

숫자판은 가로세로 20*20으로 되어 있습니다.
장미 그림은 2의 배수 개념을 학습할 수 있게
2, 4, 6, 8, 10으로 구성되어 있으며, 해당 숫자를 찾으면 됩니다.
색깔이 지정된 숫자를 찾으면서 집중력이 향상되고,
숫자에 대한 인지를 높일 수 있습니다.
또한, 가위질과 풀을 붙이는 과정에서 소근육도 발달시킬 수 있습니다.

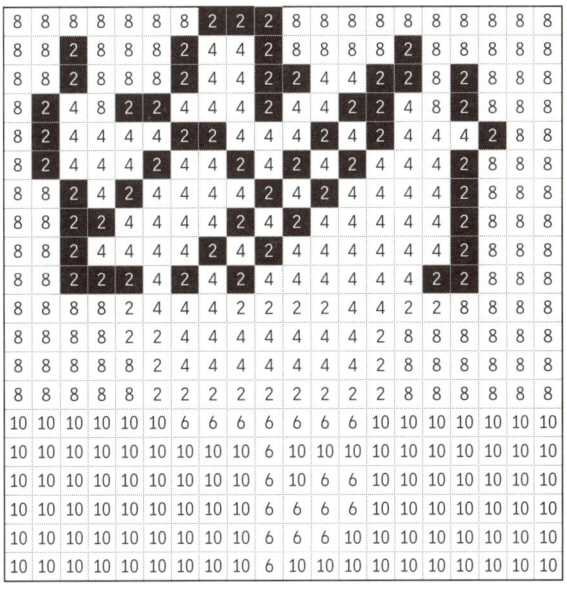

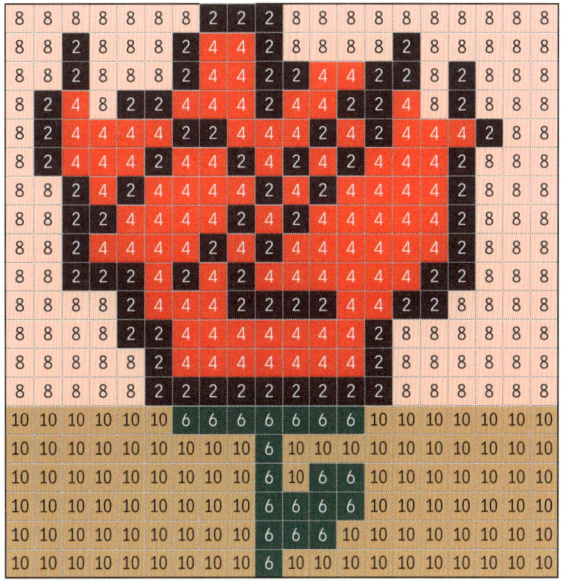

❶ 숫자가 적힌 색종이를 오리고, 숫자판에 해당 숫자를 찾아서 붙입니다.

❷ 숫자대로 색종이를 붙이면 장미 그림이 완성됩니다!

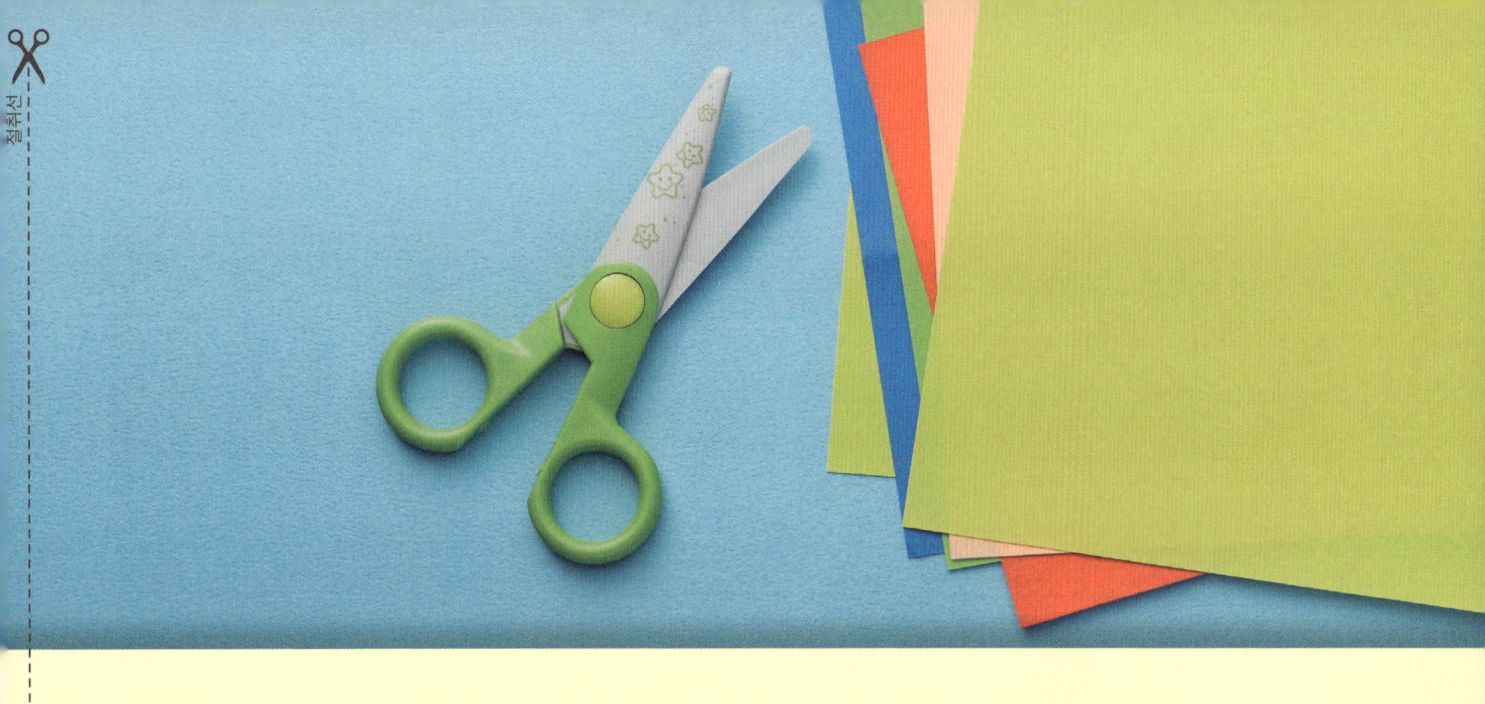

| 2번 | 4번 | 6번 | 8번 | 10번 |

8	8	8	8	8	8	8	2	2	2	8	8	8	8	8	8	8	8	8	8
8	8	2	8	8	8	2	4	4	2	8	8	8	2	8	8	8	8	8	8
8	8	2	8	8	8	2	4	4	2	2	4	4	2	2	8	2	8	8	8
8	2	4	8	2	2	4	4	4	2	4	4	2	2	4	8	2	8	8	8
8	2	4	4	4	4	2	2	4	4	4	2	4	2	4	4	4	2	8	8
8	2	4	4	4	2	4	4	2	4	2	4	2	4	4	4	2	8	8	8
8	8	2	4	2	4	4	4	4	2	4	2	4	4	4	4	2	8	8	8
8	8	2	2	4	4	4	4	2	4	2	4	4	4	4	2	8	8	8	8
8	8	2	4	4	4	4	2	4	2	4	4	4	4	4	2	8	8	8	8
8	8	2	2	2	4	2	4	2	4	4	4	4	4	2	2	8	8	8	8
8	8	8	8	2	4	4	4	2	2	2	4	4	2	2	8	8	8	8	8
8	8	8	8	2	2	4	4	4	4	4	4	2	8	8	8	8	8	8	8
8	8	8	8	8	2	4	4	4	4	4	4	2	8	8	8	8	8	8	8
8	8	8	8	8	2	2	2	2	2	2	2	2	8	8	8	8	8	8	8
10	10	10	10	10	10	6	6	6	6	6	6	6	10	10	10	10	10	10	10
10	10	10	10	10	10	10	10	10	6	10	10	10	10	10	10	10	10	10	10
10	10	10	10	10	10	10	10	6	10	6	6	10	10	10	10	10	10	10	10
10	10	10	10	10	10	10	10	10	6	6	6	6	10	10	10	10	10	10	10
10	10	10	10	10	10	10	10	10	6	6	6	10	10	10	10	10	10	10	10
10	10	10	10	10	10	10	10	10	6	10	10	10	10	10	10	10	10	10	10

장미

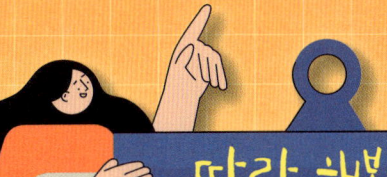

따라 해보세요

숫자판은 가로세로 20*20으로 되어 있습니다.

카네이션 그림은 3의 배수 개념을 학습할 수 있게

3, 6, 9, 12로 구성되어 있으며, 해당 숫자를 찾으면 됩니다.

색깔이 지정된 숫자를 찾으면서 집중력이 향상되고,

숫자에 대한 인지를 높일 수 있습니다.

또한, 가위질과 풀을 붙이는 과정에서 소근육도 발달시킬 수 있습니다.

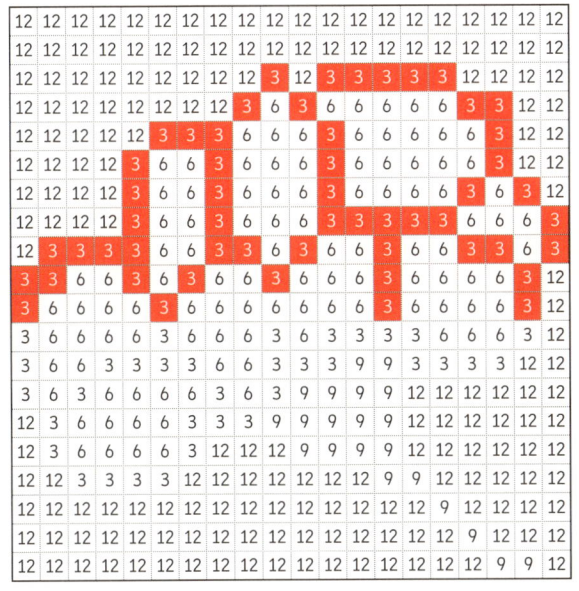

❶ 숫자가 적힌 색종이를 오리고, 숫자판에 해당 숫자를 찾아서 붙입니다.

❷ 숫자대로 색종이를 붙이면 카네이션 그림이 완성됩니다!

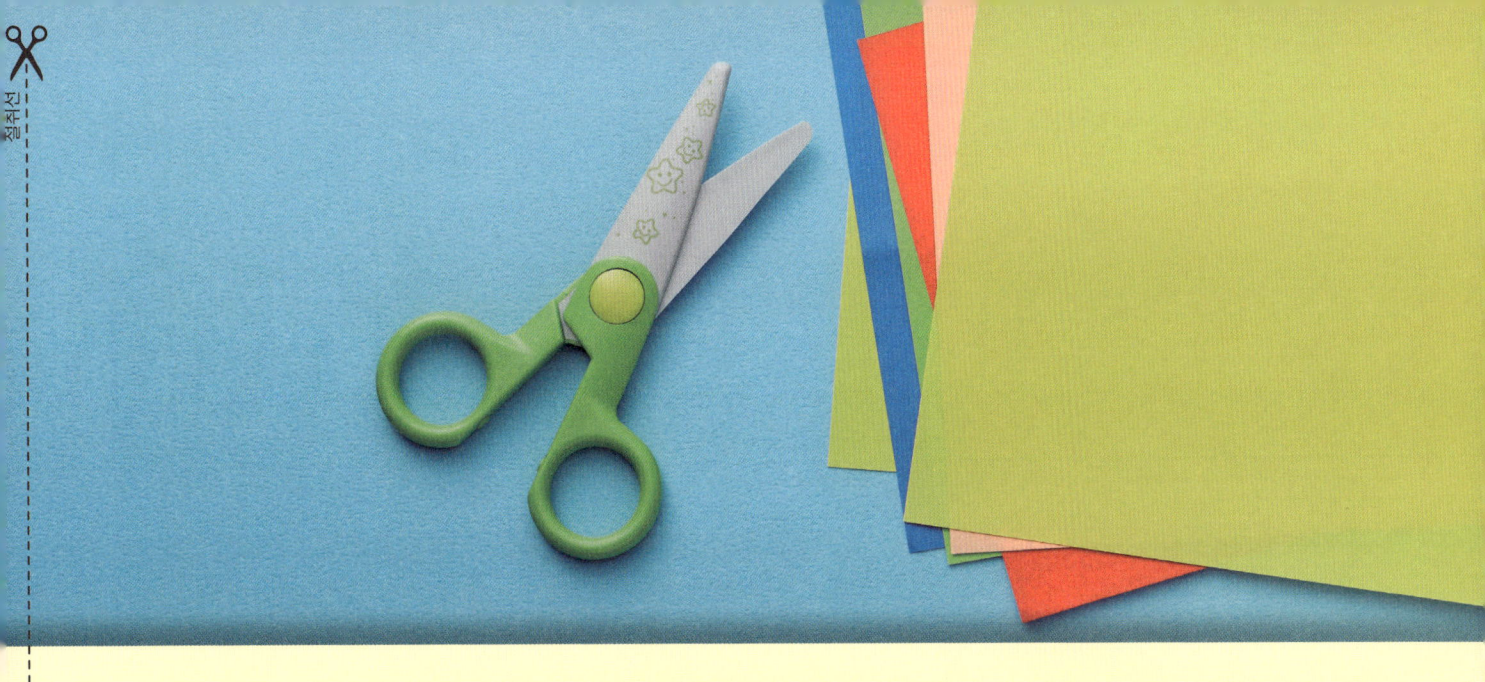

| 3번 | 6번 | 9번 | 12번 |

12	12	12	12	12	12	12	12	12	12	12	12	12	12	12	12	12	12	12	12
12	12	12	12	12	12	12	12	12	12	12	12	12	12	12	12	12	12	12	12
12	12	12	12	12	12	12	12	12	12	3	12	3	3	3	3	3	12	12	12
12	12	12	12	12	12	12	12	3	6	3	6	6	6	6	6	3	3	12	12
12	12	12	12	12	3	3	3	6	6	6	3	6	6	6	6	6	3	12	12
12	12	12	12	3	6	6	3	6	6	6	3	6	6	6	6	6	3	12	12
12	12	12	12	3	6	6	3	6	6	6	3	6	6	6	6	3	6	3	12
12	12	12	12	3	6	6	3	6	6	6	3	3	3	3	3	3	6	6	3
12	3	3	3	3	6	6	3	3	6	3	6	6	3	6	6	3	3	6	3
3	3	6	6	3	6	3	6	6	3	6	6	6	3	6	6	6	6	3	12
3	6	6	6	6	3	6	6	6	6	6	6	3	6	6	6	6	6	3	12
3	6	6	6	6	3	6	6	6	3	6	3	3	3	3	6	6	6	3	12
3	6	6	3	3	3	3	6	6	3	3	3	9	9	3	3	3	3	12	12
3	6	3	6	6	6	6	3	6	3	9	9	9	9	12	12	12	12	12	12
12	3	6	6	6	6	3	3	3	9	9	9	9	12	12	12	12	12	12	12
12	3	6	6	6	6	3	12	12	12	9	9	9	9	12	12	12	12	12	12
12	12	3	3	3	3	12	12	12	12	12	12	12	9	9	12	12	12	12	12
12	12	12	12	12	12	12	12	12	12	12	12	12	12	9	12	12	12	12	12
12	12	12	12	12	12	12	12	12	12	12	12	12	12	9	12	12	12	12	12
12	12	12	12	12	12	12	12	12	12	12	12	12	12	12	12	9	9	12	12

카네이션

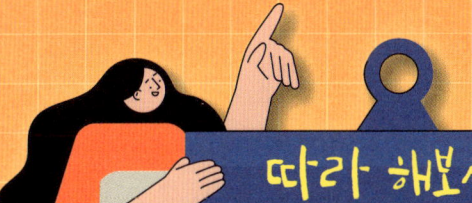

따라 해보세요

숫자판은 가로세로 20*20으로 되어 있습니다.

민들레 그림은 4의 배수 개념을 학습할 수 있게

4, 8, 12, 16, 20으로 구성되어 있으며, 해당 숫자를 찾으면 됩니다.

색깔이 지정된 숫자를 찾으면서 집중력이 향상되고,

숫자에 대한 인지를 높일 수 있습니다.

또한, 가위질과 풀을 붙이는 과정에서 소근육도 발달시킬 수 있습니다.

❶ 숫자가 적힌 색종이를 오리고, 숫자판에 해당 숫자를 찾아서 붙입니다.

❷ 숫자대로 색종이를 붙이면 민들레 그림이 완성됩니다!

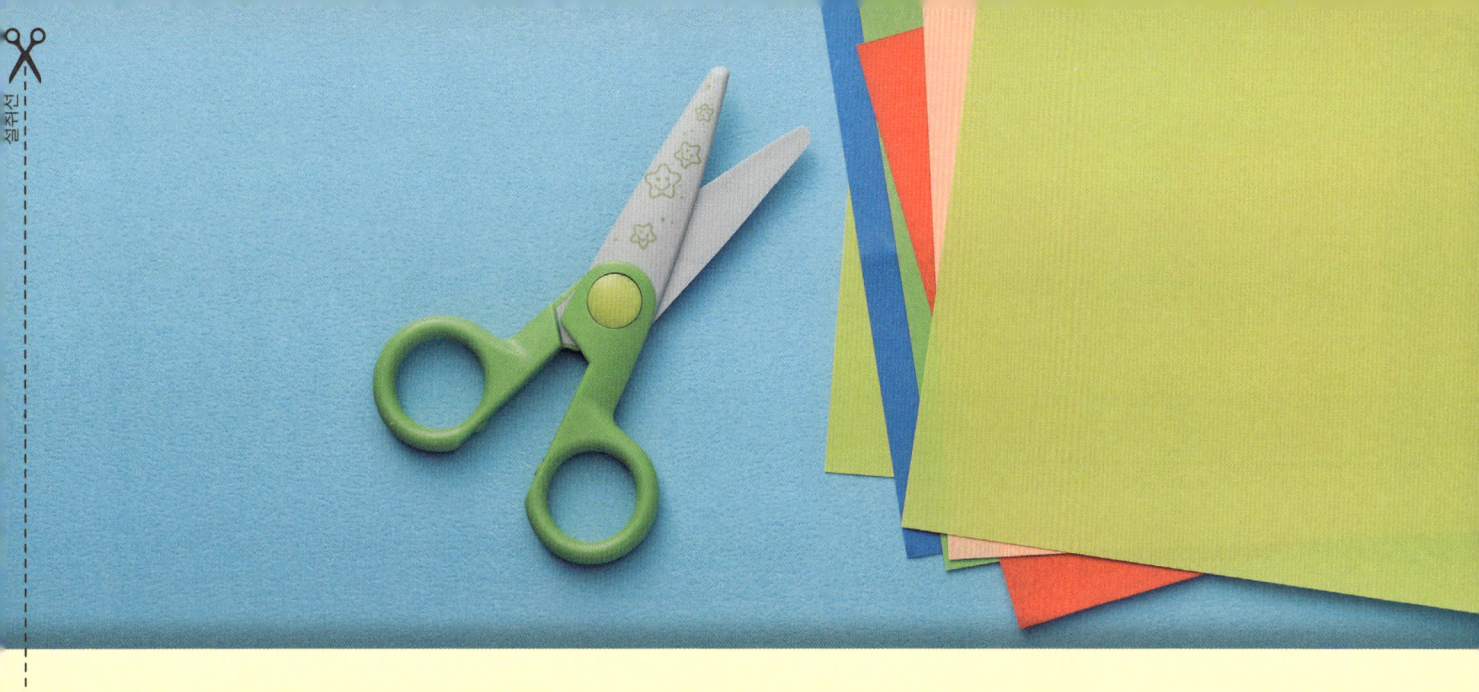

4번	8번	12번	16번	20번	

16	16	16	16	16	16	16	16	16	16	16	16	16	16	16	16	16	16	16	16
16	16	16	16	16	16	16	16	16	16	16	16	16	16	16	16	16	16	16	16
16	16	16	16	16	16	16	16	16	16	16	16	16	4	4	4	16	16	16	16
16	16	16	16	16	16	16	16	16	16	16	16	16	4	4	4	4	16	16	16
16	16	16	4	4	4	16	16	16	16	16	16	4	4	4	4	4	4	16	16
16	16	4	4	4	4	4	16	16	16	16	4	4	4	4	8	4	4	4	4
16	4	4	4	4	4	4	4	16	16	16	16	4	4	4	8	4	4	4	16
4	4	4	4	8	4	4	4	4	20	20	20	20	4	4	8	4	4	20	20
20	4	4	4	8	4	4	4	20	20	20	20	20	20	4	12	4	20	20	20
20	20	4	4	8	4	4	20	20	20	20	20	20	20	20	12	20	20	20	20
20	20	20	4	12	4	20	20	20	20	20	20	20	20	20	12	20	20	20	20
20	20	20	20	12	20	20	20	4	4	4	20	20	20	20	12	20	20	20	20
20	20	20	20	12	20	20	4	4	4	4	4	20	20	20	12	12	12	12	20
20	20	12	12	12	20	4	4	4	4	4	4	4	20	20	20	20	20	12	20
20	20	12	20	20	20	20	4	4	8	4	4	20	20	20	20	20	20	12	20
20	20	12	20	20	20	20	20	4	12	4	20	20	4	4	4	20	20	12	20
20	20	12	20	20	20	20	20	20	12	20	20	20	4	4	4	20	12	12	20
20	20	12	12	12	12	20	20	20	12	20	20	20	4	8	4	20	12	20	20
12	12	20	20	20	12	12	20	20	12	20	20	20	20	12	20	20	12	12	12
12	12	12	12	12	12	12	12	12	12	12	12	12	12	12	12	12	12	12	12

민들레

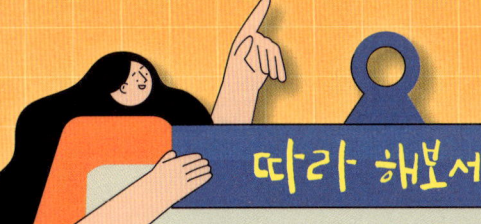

따라 해보세요

숫자판은 가로세로 20*20으로 되어 있습니다.

방울꽃 그림은 5의 배수 개념을 학습할 수 있게

5, 10, 15, 20으로 구성되어 있으며, 해당 숫자를 찾으면 됩니다.

색깔이 지정된 숫자를 찾으면서 집중력이 향상되고,

숫자에 대한 인지를 높일 수 있습니다.

또한, 가위질과 풀을 붙이는 과정에서 소근육도 발달시킬 수 있습니다.

❶ 숫자가 적힌 색종이를 오리고, 숫자판에 해당 숫자를 찾아서 붙입니다.

❷ 숫자대로 색종이를 붙이면 방울꽃 그림이 완성됩니다!

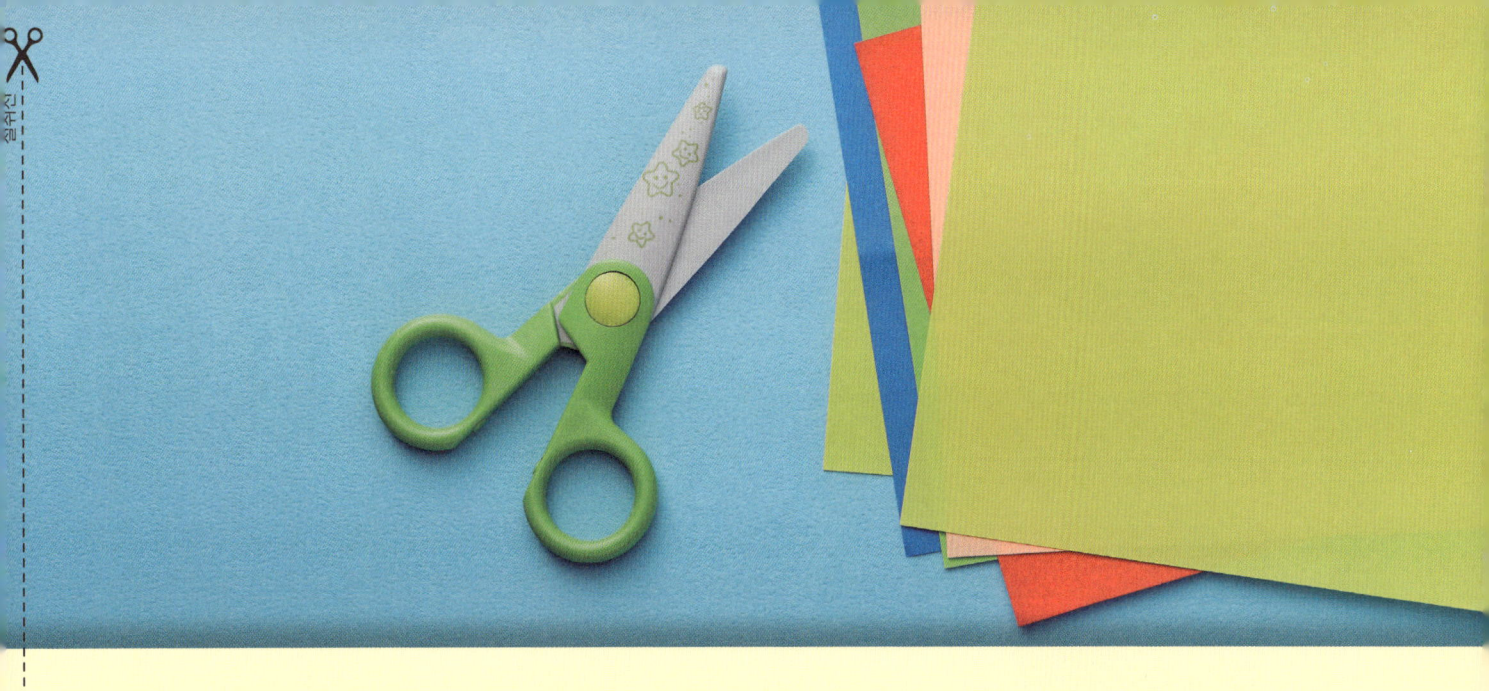

| 5번 | 10번 | 15번 | 20번 |

20	20	20	20	15	15	15	15	15	15	20	20	20	20	20	20	20	20	20	20
20	20	20	5	5	5	20	20	20	15	15	15	15	15	15	20	20	20	20	20
20	20	20	5	10	5	20	20	20	15	15	20	20	20	15	20	20	20	20	20
20	20	5	5	10	5	5	20	20	15	20	20	20	5	5	5	20	20	20	20
20	20	20	5	5	5	20	20	20	15	20	20	20	5	10	5	20	20	20	20
20	20	20	20	20	20	20	20	20	15	20	20	5	5	10	5	5	20	20	20
20	20	20	20	15	15	15	15	15	15	20	20	20	5	5	5	20	20	20	20
20	20	20	20	15	20	20	20	15	20	20	20	20	20	20	20	20	20	20	20
20	20	20	5	5	5	20	20	20	15	15	15	15	15	15	20	20	20	20	20
20	20	20	5	10	5	20	20	20	15	20	20	20	5	5	5	20	20	20	20
20	20	5	5	10	5	5	20	20	15	20	20	20	5	10	5	20	20	20	20
20	20	20	5	5	5	20	20	20	15	20	20	5	5	10	5	5	20	20	20
20	20	20	20	20	20	20	15	15	15	20	20	20	5	5	5	20	20	20	20
20	20	20	20	15	15	15	15	20	15	20	20	20	20	20	20	20	20	20	20
20	20	20	20	15	20	20	20	20	15	20	15	15	15	15	20	20	20	20	20
20	20	20	5	5	5	20	20	20	15	20	15	20	20	15	20	20	20	20	20
20	20	20	5	10	5	20	20	20	15	15	15	20	5	5	5	20	20	20	20
20	20	5	5	10	5	5	20	20	15	20	20	20	5	10	5	20	20	20	20
20	20	20	5	5	5	20	20	20	15	20	20	5	5	10	5	5	20	20	20
20	20	20	20	20	20	20	20	20	15	20	20	20	5	5	5	20	20	20	20

방울꽃

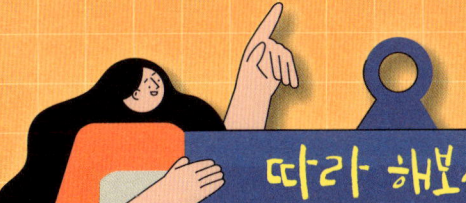

따라 해보세요

숫자판은 가로세로 20*20으로 되어 있습니다.
팬지 그림은 6의 배수 개념을 학습할 수 있게
6, 12, 18, 24, 30으로 구성되어 있으며, 해당 숫자를 찾으면 됩니다.
색깔이 지정된 숫자를 찾으면서 집중력이 향상되고,
숫자에 대한 인지를 높일 수 있습니다.
또한, 가위질과 풀을 붙이는 과정에서 소근육도 발달시킬 수 있습니다.

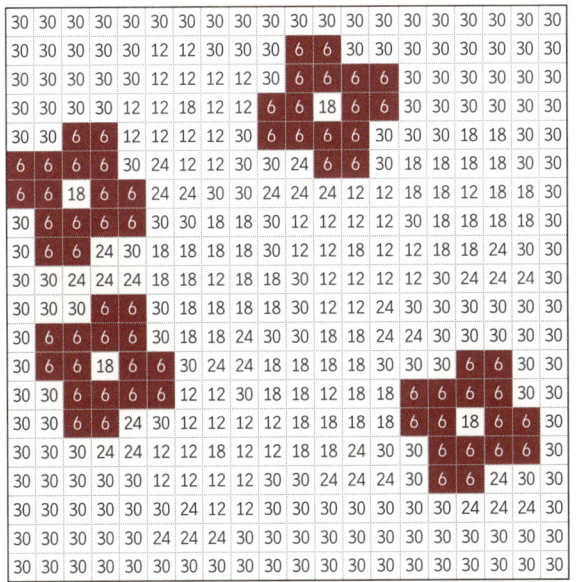

❶ 숫자가 적힌 색종이를 오리고, 숫자판에 해당 숫자를 찾아서 붙입니다.

❷ 숫자대로 색종이를 붙이면 팬지 그림이 완성됩니다!

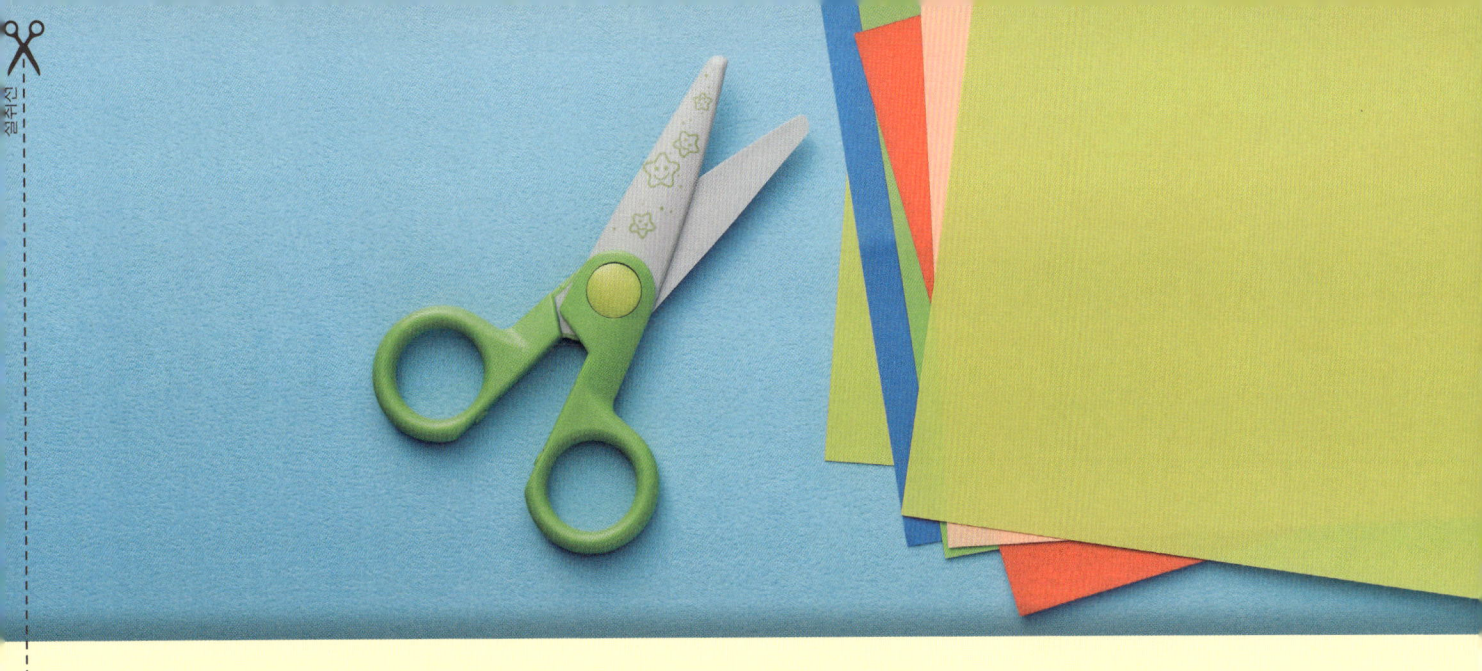

| 6번 | 12번 | 18번 | 24번 | 30번 |

30	30	30	30	30	30	30	30	30	30	30	30	30	30	30	30	30	30	30	30
30	30	30	30	30	12	12	30	30	30	6	6	30	30	30	30	30	30	30	30
30	30	30	30	30	12	12	12	12	30	6	6	6	6	30	30	30	30	30	30
30	30	30	30	12	12	18	12	12	6	6	18	6	6	30	30	30	30	30	30
30	30	6	6	12	12	12	12	30	6	6	6	6	30	30	30	18	18	30	30
6	6	6	6	30	24	12	12	30	30	24	6	6	30	18	18	18	18	30	30
6	6	18	6	6	24	24	30	30	24	24	24	12	12	18	18	12	18	18	30
30	6	6	6	6	30	30	18	18	30	12	12	12	12	30	18	18	18	18	30
30	6	6	24	30	18	18	18	18	30	12	12	18	12	12	18	18	24	30	30
30	30	24	24	24	18	18	12	18	18	30	12	12	12	12	30	24	24	24	30
30	30	30	6	6	30	18	18	18	18	30	12	12	24	30	30	30	30	30	30
30	6	6	6	6	30	18	18	24	30	30	18	18	24	24	30	30	30	30	30
30	6	6	18	6	6	30	24	24	18	18	18	18	30	30	30	6	6	30	30
30	30	6	6	6	6	12	12	30	18	18	12	18	18	6	6	6	6	30	30
30	30	6	6	24	30	12	12	12	12	18	18	18	18	6	6	18	6	6	30
30	30	30	24	24	12	12	18	12	12	18	18	24	30	30	6	6	6	6	30
30	30	30	30	30	12	12	12	12	30	30	24	24	24	30	6	6	24	30	30
30	30	30	30	30	30	24	12	12	30	30	30	30	30	30	30	24	24	24	30
30	30	30	30	30	24	24	24	30	30	30	30	30	30	30	30	30	30	30	30
30	30	30	30	30	30	30	30	30	30	30	30	30	30	30	30	30	30	30	30

팬지

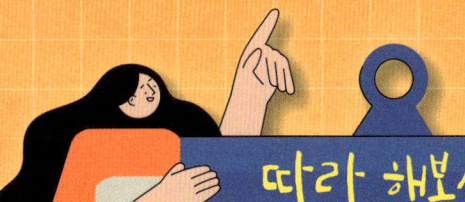

따라 해보세요

숫자판은 가로세로 20*20으로 되어 있습니다.

국화 그림은 7의 배수 개념을 학습할 수 있게
7, 14, 21, 28로 구성되어 있으며, 해당 숫자를 찾으면 됩니다.

색깔이 지정된 숫자를 찾으면서 집중력이 향상되고,
숫자에 대한 인지를 높일 수 있습니다.

또한, 가위질과 풀을 붙이는 과정에서 소근육도 발달시킬 수 있습니다.

❶ 숫자가 적힌 색종이를 오리고, 숫자판에 해당 숫자를 찾아서 붙입니다.

❷ 숫자대로 색종이를 붙이면 국화 그림이 완성됩니다!

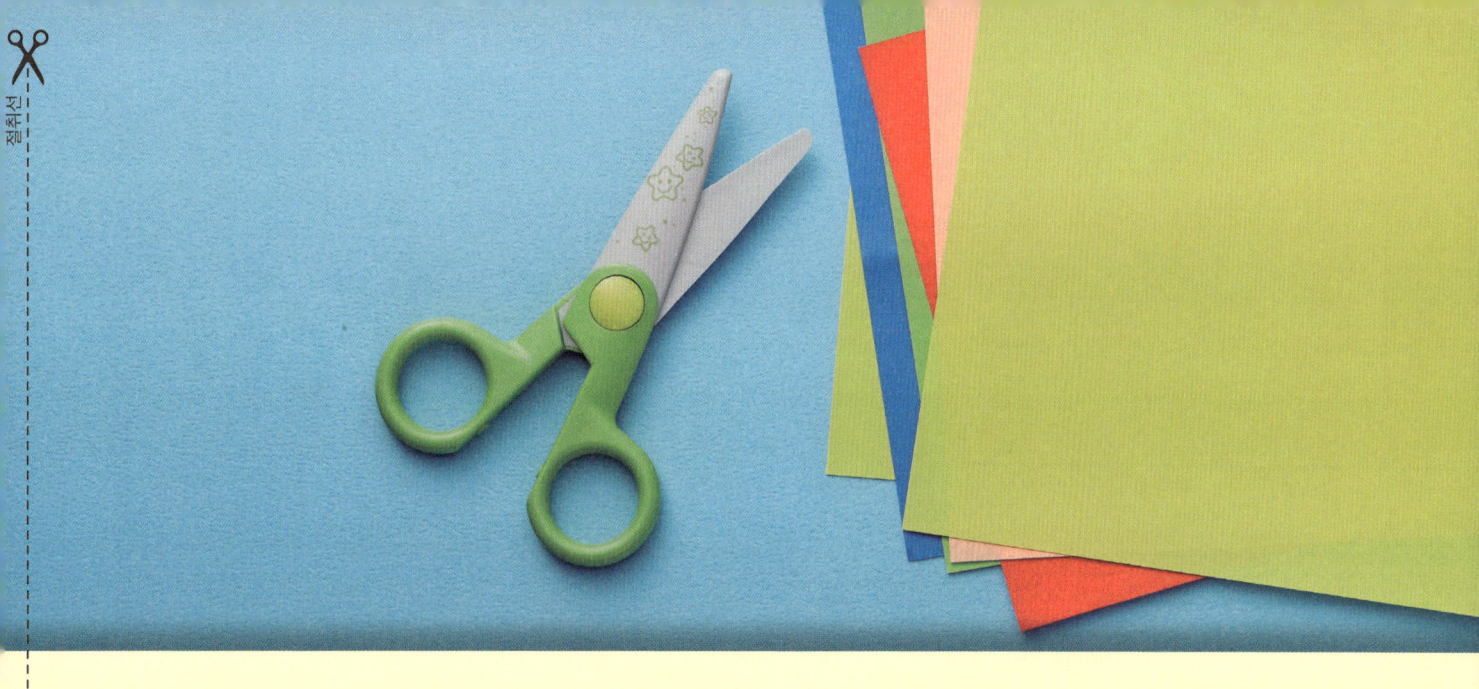

| 7번 | 14번 | 21번 | 28번 |

28	28	28	28	28	7	7	14	7	14	28	28	28	28	28	28	28	28	28
28	28	28	7	7	14	14	7	14	7	14	7	28	28	28	28	28	28	28
28	28	7	14	14	14	14	7	14	14	14	14	28	28	28	28	28	28	28
28	7	14	14	14	7	14	7	14	7	14	14	14	7	28	28	28	28	28
28	7	14	7	7	14	14	14	14	14	14	7	14	14	28	28	28	28	28
7	14	14	7	14	14	7	7	14	14	14	14	14	14	21	21	21	28	28
7	14	14	14	7	14	7	14	14	7	7	14	14	14	28	28	21	28	28
14	7	14	14	14	14	14	14	14	14	7	14	7	14	21	21	28	28	28
7	14	7	7	14	7	14	14	7	14	14	14	14	14	21	28	28	28	28
14	7	7	14	14	14	14	7	7	14	14	7	14	21	21	21	28	28	28
14	14	14	14	7	7	14	14	14	7	14	7	21	28	28	28	28	28	28
28	14	7	14	14	14	14	14	14	14	7	21	21	21	28	28	28	28	28
28	14	14	7	14	14	7	14	14	14	21	21	21	28	28	28	28	28	28
28	28	14	14	7	7	14	7	7	21	21	21	21	21	21	28	28	28	28
28	28	28	21	21	21	21	21	21	21	21	21	28	28	21	21	28	28	28
28	28	28	21	28	21	28	28	21	21	21	28	28	28	28	21	21	28	28
28	28	28	21	21	28	28	28	28	28	28	28	28	28	28	28	21	28	28
28	28	28	28	28	28	28	28	28	28	28	28	28	28	28	28	21	21	28
28	28	28	28	28	28	28	28	28	28	28	28	28	28	28	28	21	21	28
28	28	28	28	28	28	28	28	28	28	28	28	28	28	28	28	21	21	21

국화

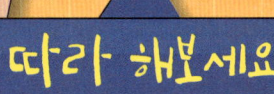

따라 해보세요

숫자판은 가로세로 20*20으로 되어 있습니다.
매화 그림은 8의 배수로 구성되어 있으며,
8, 16, 24, 32로 구성되어 있으며, 해당 숫자를 찾으면 됩니다.
색깔이 지정된 숫자를 찾으면서 집중력이 향상되고,
숫자에 대한 인지를 높일 수 있습니다.
또한, 가위질과 풀을 붙이는 과정에서 소근육도 발달시킬 수 있습니다.

❶ 숫자가 적힌 색종이를 오리고, 숫자판에 해당 숫자를 찾아서 붙입니다.

❷ 숫자대로 색종이를 붙이면 매화 그림이 완성됩니다!

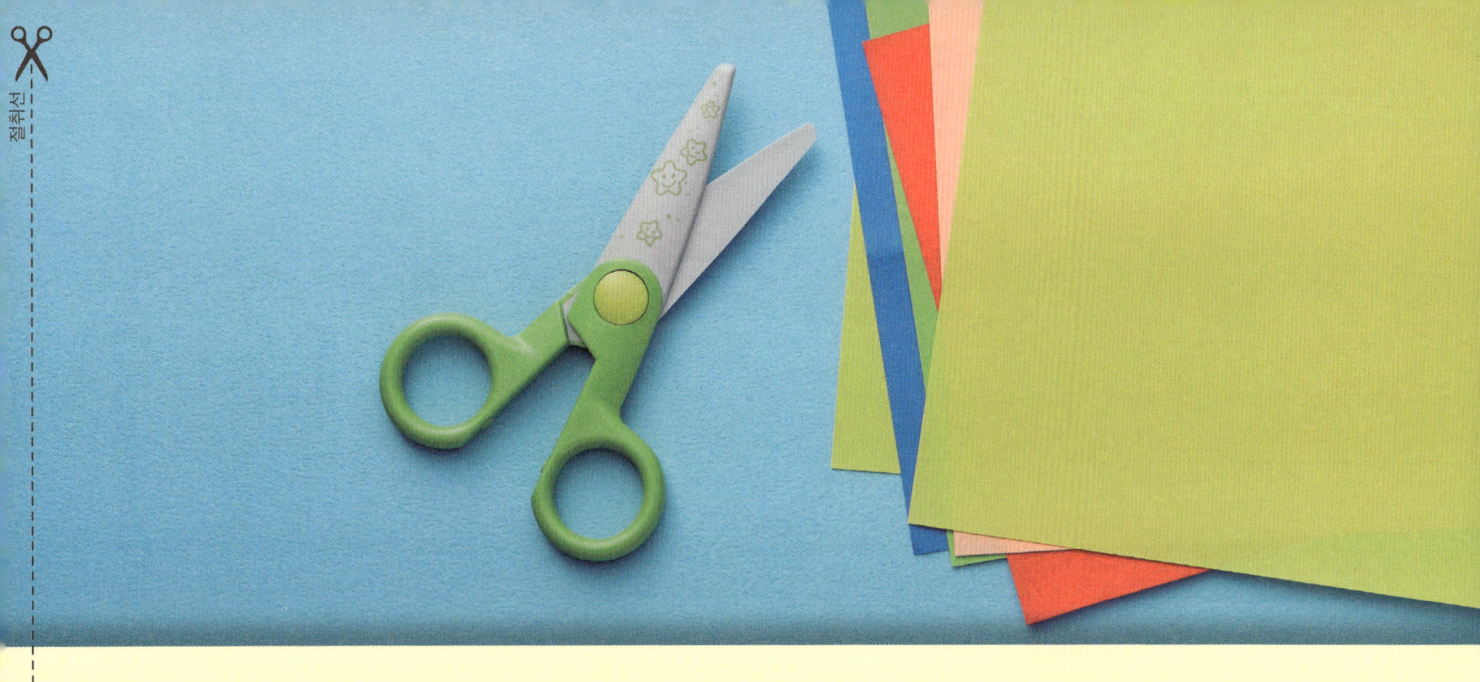

8	8	8	8	8	8	8	8	8	8	8	8	8	8	8	8	8	8	8	8
8	8	8	8	8	8	8	8	8	8	8	8	8	8	8	8	8	8	8	8
8	8	8	8	8	8	8	8	8	8	8	8	8	8	8	8	8	8	8	8
8	8	8	8	8	8	8	8	8	8	8	8	8	8	16	16	16	16	16	16
16	24	24	24	24	24	24	24	24	24	24	24	24	24	24	24	24	24	24	24
24	24	24	24	24	24	24	24	24	24	24	24	24	24	24	24	24	24	24	24
24	24	24	24	24	24	24	24	24	24	24	24	24	24	24	24	24	24	24	24
24	24	24	24	24	24	24	24	24	24	24	24	24	24	24	24	24	24	24	32
32	32	32	32	32	32	32	32	32	32	32	32	32	32	32	32	32	32	32	32
32	32	32	32	32	32	32	32	32	32	32	32	32	32	32	32	32	32	32	32
32	32	32	32	32	32	32	32	32	32	32	32	32	32	32	32	32	32	32	32
32	32	32	32	32	32	32	32	32	32	32	32	32	32	32	32	32	32	32	32
32	32	32	32	32	32	32	32	32	32	32	32	32	32	32	32	32	32	32	32
32	32	32	32	32	32	32	32	32	32	32	32	32	32	32	32	32	32	32	32
32	32	32	32	32	32	32	32	32	32	32	32	32	32	32	32	32	32	32	32
32	32	32	32	32	32	32	32	32	32	32	32	32	32	32	32	32	32	32	32
32	32	32	32	32	32	32	32	32	32	32	32	32	32	32	32	32	32	32	32
32	32	32	32	32	32	32	32	32	32	32	32	32	32	32	32	32	32	32	32
32	32	32	32	32	32	32	32	32	32	32	32	32	32	32	32	32	32	32	32

| | 8번 | 16번 | 24번 | 32번 |

매화

32	32	32	8	32	32	32	32	32	32	32	32	32	32	32	32	32	32	32	32
32	32	8	8	32	32	32	32	32	32	32	32	32	32	32	32	32	32	32	32
32	32	32	24	24	8	32	32	8	32	32	32	32	32	32	8	8	32	32	32
32	24	24	24	32	24	24	8	16	8	32	32	32	24	8	16	8	32	32	32
32	8	24	8	32	32	32	24	8	32	32	24	24	24	24	8	8	32	32	32
8	8	8	8	32	32	32	32	24	24	24	32	32	24	24	24	24	32	8	8
8	8	16	8	32	32	32	32	24	32	32	32	8	32	8	24	24	24	8	32
32	8	8	8	32	8	32	32	24	32	32	32	8	32	32	32	24	24	24	32
32	32	32	32	32	32	24	24	24	8	32	32	32	32	32	32	32	24	24	24
32	32	32	32	32	8	24	24	32	32	8	32	32	32	32	32	8	32	32	24
8	8	32	32	24	24	24	32	32	32	32	8	8	24	32	32	32	32	32	24
16	24	24	24	24	32	8	32	8	32	8	16	24	24	24	24	24	24	24	24
8	8	32	32	24	32	32	32	32	32	8	24	8	24	24	32	32	32	32	24
32	32	32	32	24	32	32	32	32	32	32	24	32	32	32	32	8	24	24	24
32	32	32	8	24	32	32	8	8	24	32	32	32	32	32	8	8	32	32	24
8	32	32	8	8	32	8	16	8	32	8	32	32	32	32	32	32	32	32	24
32	32	8	32	32	32	8	8	8	32	32	32	8	8	24	24	24	24	24	24
32	32	32	8	32	32	32	32	32	32	32	8	16	8	24	24	32	32	32	32
32	8	32	32	32	32	8	32	32	32	32	8	8	32	32	32	32	32	32	32
32	32	32	32	32	8	32	32	32	32	32	32	32	32	32	32	32	32	32	32

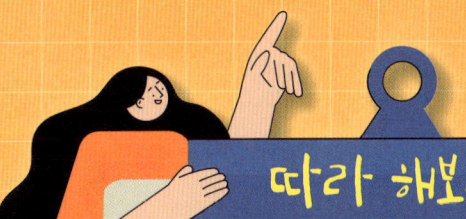

따라 해보세요

숫자판은 가로세로 20*20으로 되어 있습니다.
라벤더 그림은 9의 배수로 구성되어 있으며,
9, 18, 27, 36으로 구성되어 있으며, 해당 숫자를 찾으면 됩니다.
색깔이 지정된 숫자를 찾으면서 집중력이 향상되고,
숫자에 대한 인지를 높일 수 있습니다.
또한, 가위질과 풀을 붙이는 과정에서 소근육도 발달시킬 수 있습니다.

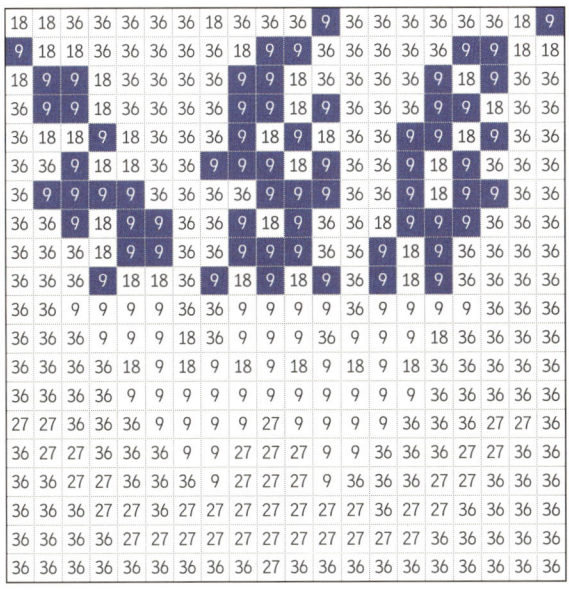

❶ 숫자가 적힌 색종이를 오리고, 숫자판에 해당 숫자를 찾아서 붙입니다.

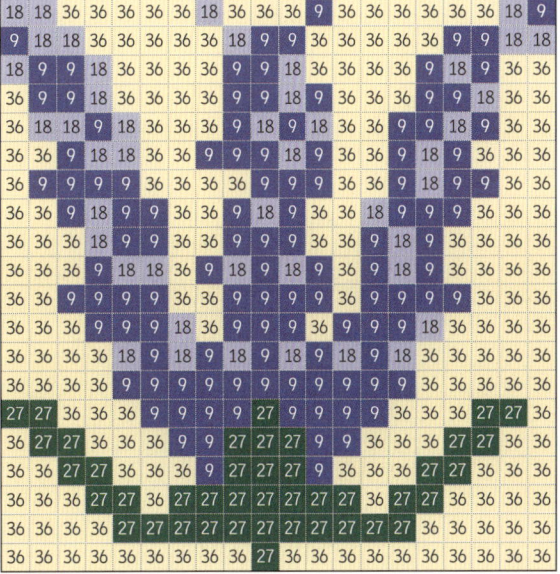

❷ 숫자대로 색종이를 붙이면 라벤더 그림이 완성됩니다!

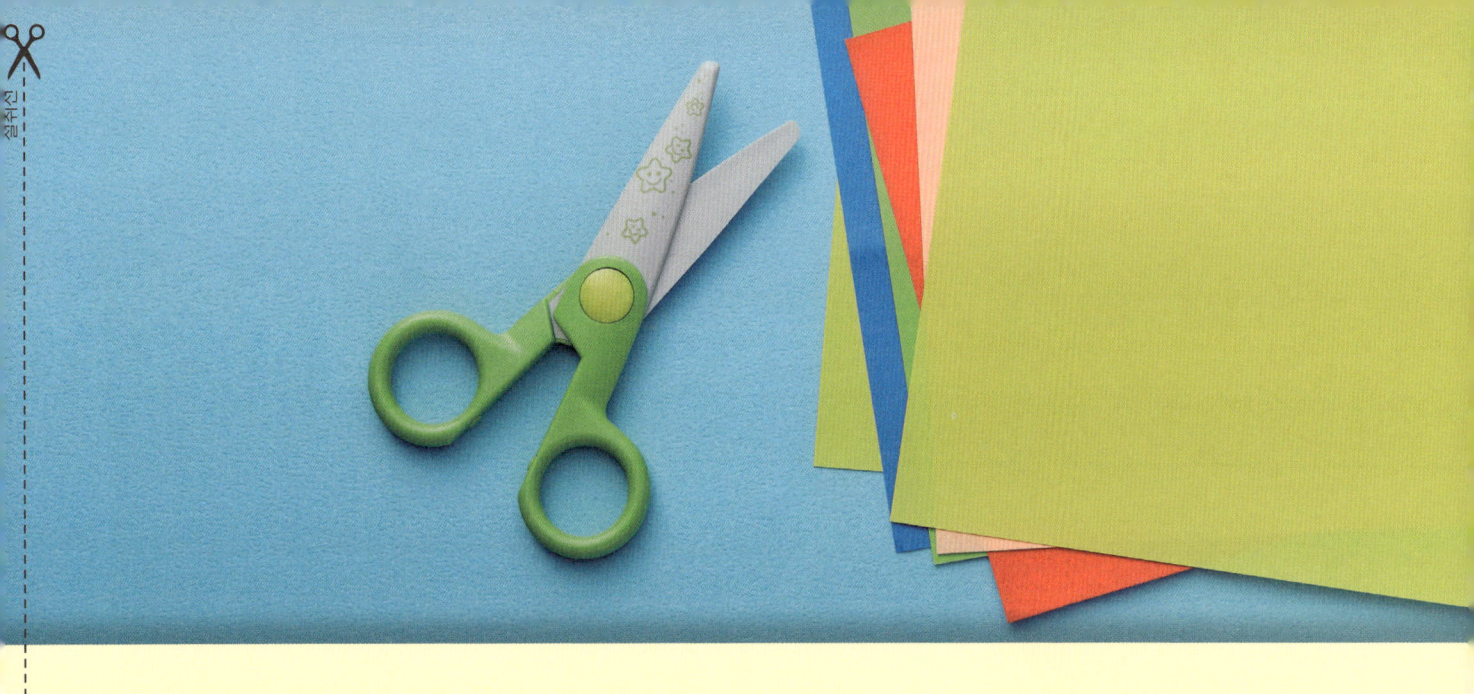

9번	18번	27번	36번

18	18	36	36	36	36	36	18	36	36	36	9	36	36	36	36	36	36	18	9
9	18	18	36	36	36	36	36	18	9	9	36	36	36	36	36	9	9	18	18
18	9	9	18	36	36	36	36	9	9	18	36	36	36	36	9	18	9	36	36
36	9	9	18	36	36	36	36	9	9	18	9	36	36	36	9	9	18	36	36
36	18	18	9	18	36	36	36	9	18	9	18	36	36	9	9	18	9	36	36
36	36	9	18	18	36	36	9	9	9	18	9	36	36	9	18	9	36	36	36
36	9	9	9	9	36	36	36	36	9	9	9	36	36	9	18	9	9	36	36
36	36	9	18	9	9	36	36	9	18	9	36	36	18	9	9	9	36	36	36
36	36	36	18	9	9	36	36	9	9	9	36	36	9	18	9	36	36	36	36
36	36	36	9	18	18	36	9	18	9	18	9	36	9	18	9	36	36	36	36
36	36	9	9	9	9	36	36	9	9	9	9	36	9	9	9	9	36	36	36
36	36	36	9	9	9	18	36	9	9	9	36	9	9	9	18	36	36	36	36
36	36	36	36	18	9	18	9	18	9	18	9	18	9	18	36	36	36	36	36
36	36	36	36	9	9	9	9	9	9	9	9	9	9	36	36	36	36	36	36
27	27	36	36	36	9	9	9	27	9	9	9	9	36	36	36	27	27	36	
36	27	27	36	36	36	9	9	27	27	27	9	9	36	36	36	27	27	36	36
36	36	27	27	36	36	36	9	27	27	27	9	36	36	36	27	27	36	36	
36	36	36	27	27	36	27	27	27	27	27	27	27	36	27	27	36	36	36	
36	36	36	36	27	27	27	27	27	27	27	27	27	27	27	36	36	36	36	
36	36	36	36	36	36	36	36	36	27	36	36	36	36	36	36	36	36	36	

라벤더

좋은 책을 만드는 길, 독자님과 함께 하겠습니다.

시니어를 위한 하하하 07 색칠북 숫자인지편

초 판 발 행	2024년 02월 20일 (인쇄 2023년 12월 27일)
발 행 인	박영일
책 임 편 집	이해욱
편 저	SD사회복지연구소
편 집 진 행	노윤재 · 윤소진
표지디자인	박수영
편집디자인	임아람 · 박서희
발 행 처	(주)시대고시기획
출 판 등 록	제 10-1521호
주 소	서울시 마포구 큰우물로 75 [도화동 538 성지 B/D] 9F
전 화	1600-3600
팩 스	02-701-8823
홈 페 이 지	www.sdedu.co.kr
I S B N	979-11-383-6336-5
정 가	15,000원

※ 이 책은 저작권법의 보호를 받는 저작물이므로 동영상 제작 및 무단전재와 배포를 금합니다.
※ 잘못된 책은 구입하신 서점에서 바꾸어 드립니다.

시니어 취미 활동북 시리즈

시니어를 위한 하하하
하루에 하나씩 하자!

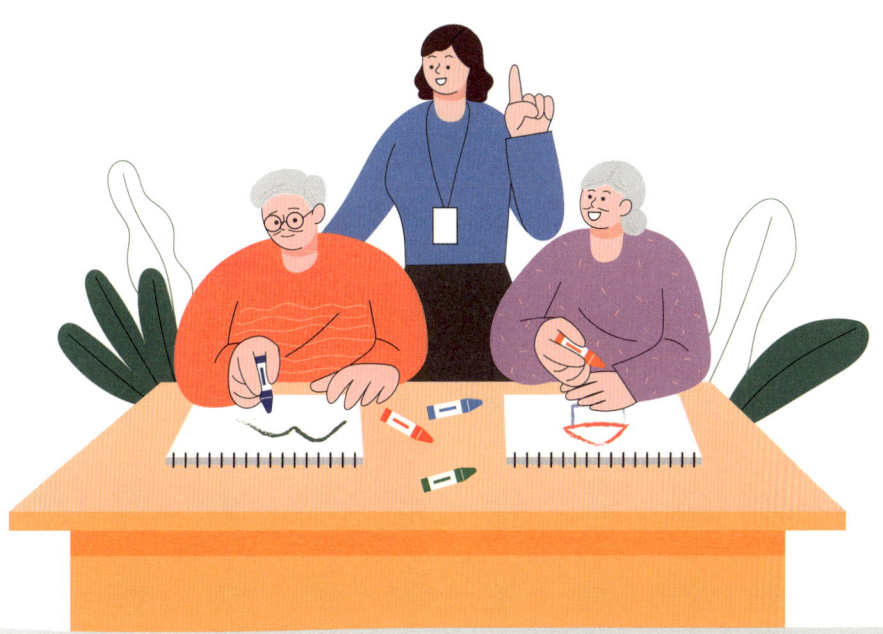

뇌 신경세포 자극으로 인지기능 향상과 치매 예방!

퍼즐, 색칠 등 다양한 두뇌 자극 활동으로
인지기능을 향상하고 치매를 예방할 수 있어요!

☆ 인지기능 향상
- 사고 속도 향상
- 단기 기억력 향상
- 주의력, 집중력 향상

☆ 삶의 만족도 향상
- 수면의 질 향상
- 스트레스 해소 및 기분 관리
- 손가락 운동으로 소근육 단련

시니어를 위한 하하하 시리즈 도서
하루에 하나씩 하자!

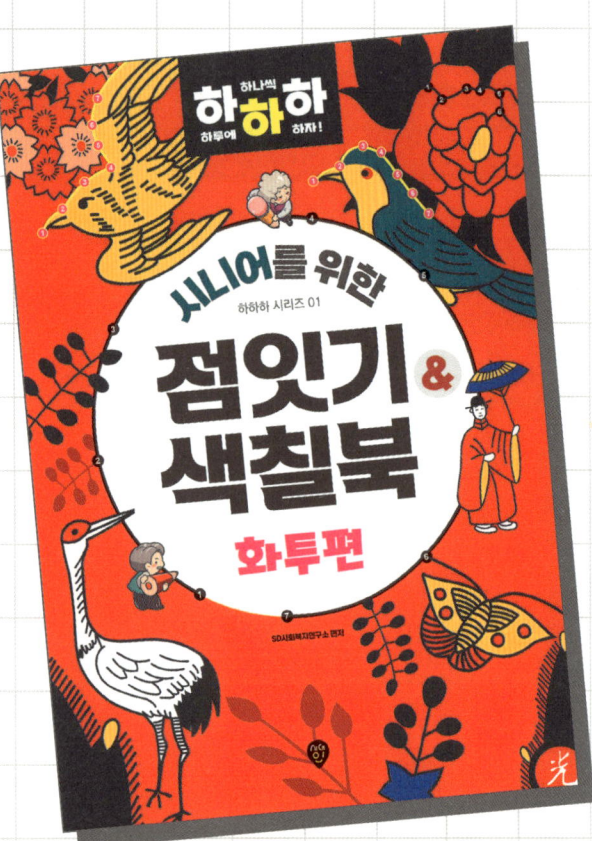

01
점잇기&색칠북
화투편

- 시니어에게 익숙한 화투 그림!
- 숫자를 세고 점을 이으면 인지기능과 집중력이 향상!
- 펜만 있으면 할 수 있는 쉽고 간단한 취미생활!
- 잘 보이는 큰 글자와 깔끔한 그림!

02
퍼즐&색칠북
어린시절편

- 어린시절 추억을 회상하게 하는 그림!
- 가위로 자르고 퍼즐을 맞추면 완성!
- 인지기능과 집중력을 향상할 수 있는 활동!
- 색칠하기와 가위질로 소근육 단련!

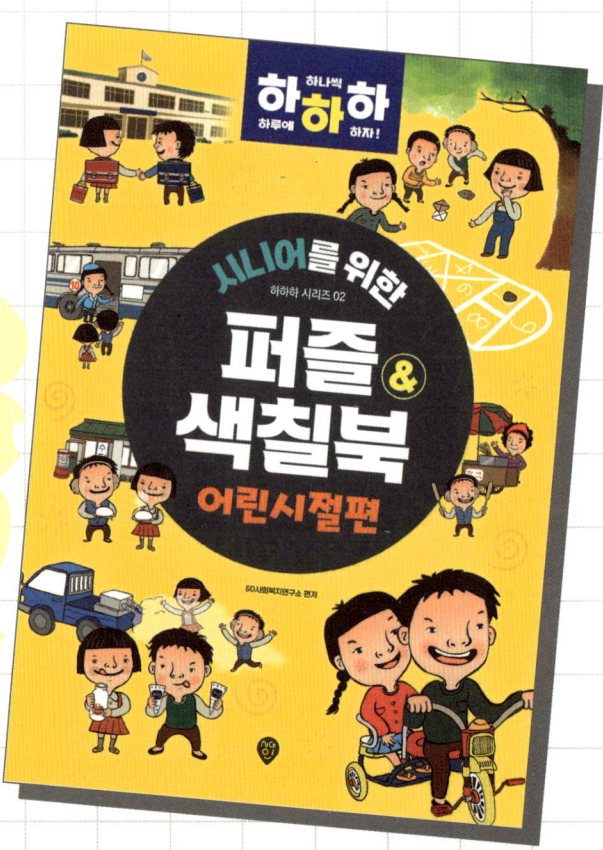

한 권으로 시작하는 취미생활!

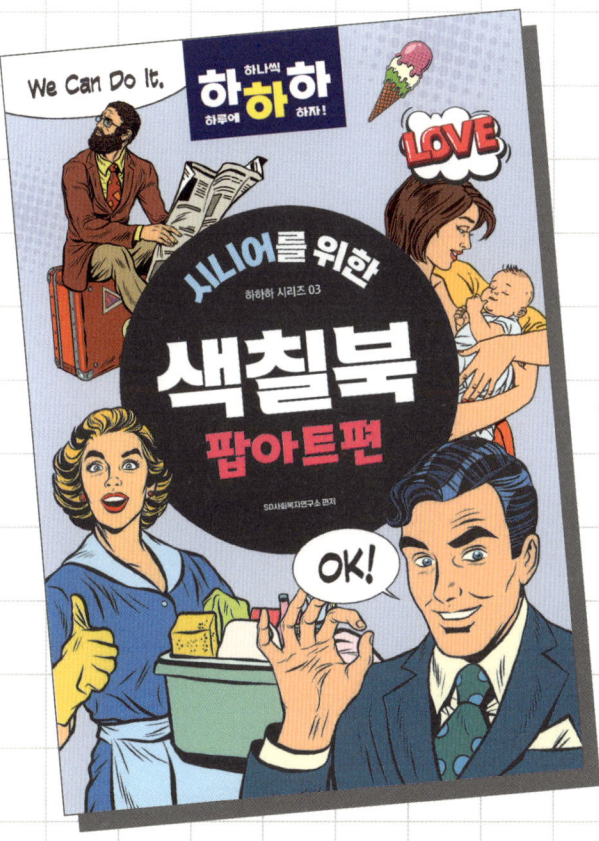

03
색칠북
팝아트편

- 시선을 사로잡는 유쾌한 팝아트 그림!
- 어디서나 할 수 있는 간단한 취미생활!
- 스트레스를 해소해 주는 즐거운 활동!
- 색칠하기 쉬운 그림과 원본 크기의 견본 그림 수록!

04
퍼즐&색칠북
학창시절편

- 추억을 떠올리게 하는 글과 그림!
- 가위질로 소근육을 단련할 수 있는 활동!
- 스트레스를 해소해 주는 간단한 취미생활!
- 퍼즐을 맞추며 인지기능과 집중력 향상!

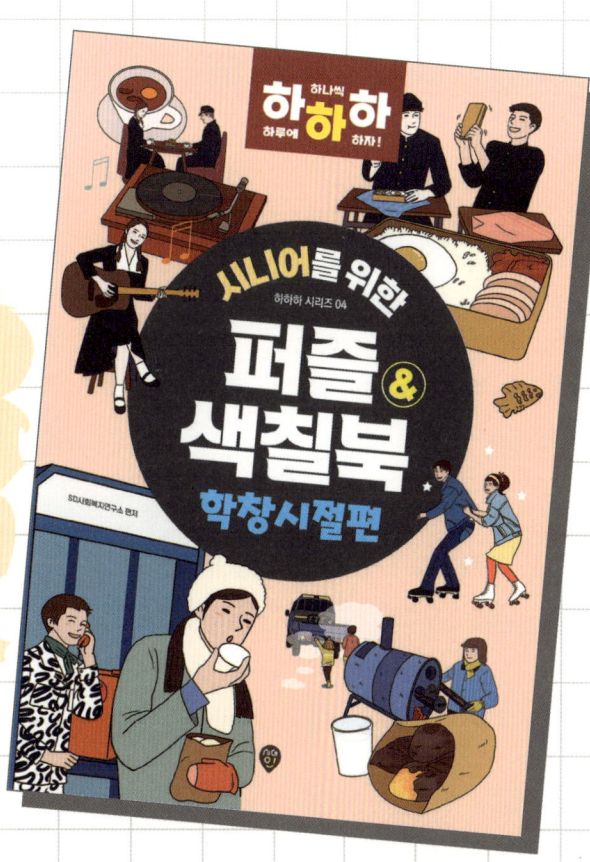

한 권으로 시작하는 취미생활!

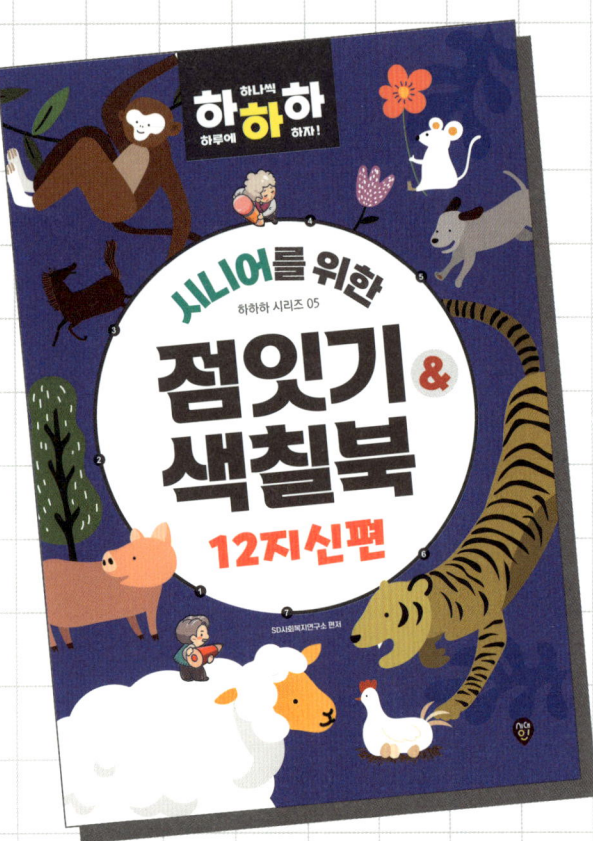

05
점잇기&색칠북
12지신편

- 멋있고, 귀여운 12지신 그림!
- 숫자를 세고 점을 이으면 인지기능과 집중력 향상!
- 색칠하기로 소근육 단련!
- 펜만 있으면 할 수 있는 쉽고 간단한 취미생활!

06
색칠북
병풍 만들기편

- 다양한 주제와 난이도의 병풍 그림!
- 색칠도구만 있으면 어디서나 할 수 있는 취미생활!
- 색칠하기로 소근육 단련과 집중력 향상!
- 색칠 후 접어서 세우면 병풍 완성!

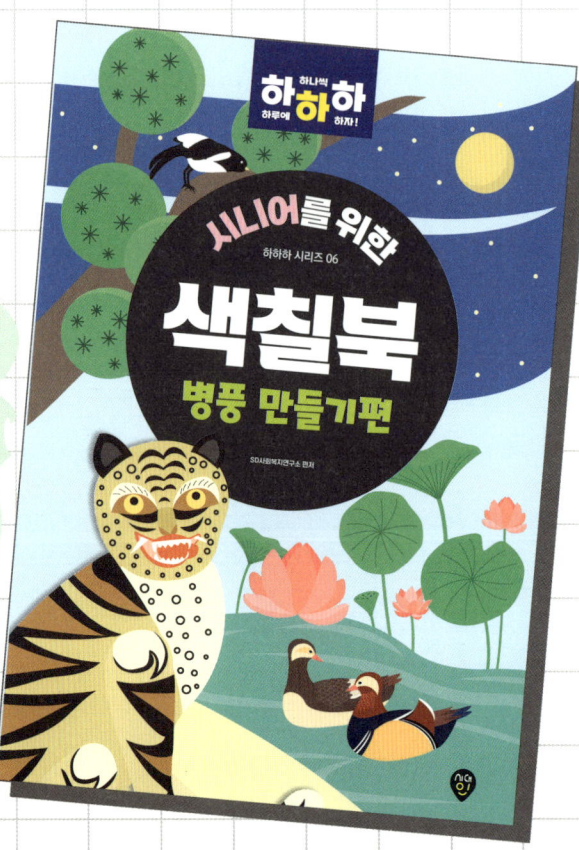